DEU BRANCO

Ana Alvarez

DEU BRANCO

estratégias para desenvolver seu potencial de memorização

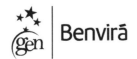

- A autora e a editora se empenharam para citar adequadamente e dar o devido crédito a todos os detentores de direitos autorais de qualquer material utilizado neste livro, dispondo-se a possíveis acertos posteriores caso, inadvertida e involuntariamente, a identificação de algum deles tenha sido omitida.

- Direitos exclusivos para a língua portuguesa
  Copyright ©2025 by
  Benvirá, um selo da SRV Editora Ltda.
  Uma editora integrante do GEN | Grupo Editorial Nacional
  Travessa do Ouvidor, 11
  Rio de Janeiro – RJ – 20040-040

- **Atendimento ao cliente:** https://www.editoradodireito.com.br/contato

- Reservados todos os direitos. É proibida a duplicação ou reprodução deste volume, no todo ou em parte, em quaisquer formas ou por quaisquer meios (eletrônico, mecânico, gravação, fotocópia, distribuição pela Internet ou outros), sem permissão, por escrito, da **SRV Editora Ltda.**

- Capa: Lais Soriano
  Diagramação: Negrito Produção Editorial

- **DADOS INTERNACIONAIS DE CATALOGAÇÃO NA PUBLICAÇÃO (CIP)**
  ELABORADO POR VAGNER RODOLFO DA SILVA – CRB-8/9410

A473d   Alvarez, Ana
Deu branco / Ana Alvarez. - 3. ed. - São Paulo: Benvirá, 2025.

192 p.
ISBN: 978-65-5810-115-4

1. Autoajuda. 2. Memorização. 3. Aprendizagem. 4. Capacidades cognitivas. I. Título.

2025-668   CDD 158.1
                         CDU 159.947

Índices para catálogo sistemático:
1. Autoajuda 158.1
2. Autoajuda 159.947

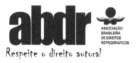

Às minhas filhas e aos meus netos,
como parte do meu legado.

Agradecimentos

A primeira edição deste livro contou com a colaboração de Mônica Yassuda, PhD, e da fonoaudióloga Doutora Isabel Albuquerque Maranhão de Carvalho Mendes, que investiram tempo, energia e entusiasmo.

Prefácio desta edição

Deu Branco surge em um momento bastante oportuno, no qual observamos a crescente conscientização da população brasileira sobre a importância da educação e do aprendizado. Tal conscientização tem como objetivo fazer frente à demanda de qualificação profissional no mercado de trabalho, bem como capacitar as pessoas no que diz respeito às transformações impostas pelas novas tecnologias nas suas tarefas cotidianas. Este é, portanto, um livro diferente dos outros na medida em que não tem como foco, simplesmente, ensinar truques mnemônicos, mas apresentar orientações, receitas e exercícios calcados na longa experiência profissional da Dra. Ana Maria Alvarez e nas recentes descobertas científicas da neurociência.

A sociedade esteve, está e sempre estará em constante mudança. O rápido desenvolvimento tecnológico, a expansão demográfica desenfreada e a globalização têm acelerado ainda mais o processo de transformação das relações humanas e econômicas. Por exemplo, mudanças na política econômica na China podem influenciar profundamente a economia do Brasil e, consequentemente, a vida de todas as pessoas brasileiras, alterando profunda e constantemente os nossos valores e as formas de nos relacionarmos. Em certo sentido, essas transformações são cruéis, pois não necessariamente propiciam melhorias na qualidade de vida. Somos muitas vezes marionetes controladas pela economia de mercado, já que nem sempre os empreendimentos econômicos, direcionados ao lucro e ao crescimento, estão preocupados com nosso futuro e bem-estar.

Diante disso, você pode, então, perguntar-se que relação pode existir entre a economia de mercado e este livro. O elo está na educação. A educação e a formação da juventude não ocorrem somente nas escolas; começam nos lares e nas diferentes práticas cotidianas de modo que, por meio de uma educação adequada, possamos deixar de ser apenas marionetes. Basta que todos nós sejamos ensinados e treinados a aprender. Aumentando e preservando a nossa capacidade de aprendizado e de memória, cada um de nós estará mais bem preparado para se adaptar às novas realidades de um mundo em constante transformação. A conscientização sobre a importância da educação focalizada em promover tais capacidades é, assim, essencial, e as orientações contidas neste livro fornecerão subsídios para você aperfeiçoar suas capacidades de aprendizado e memorização. No dia a dia, enfrentamos diferentes situações em que as nossas capacidades de aprendizado e memorização são essenciais para desempenhar as tarefas em um mundo digital. Ao passo que antigamente lembrar nomes, números de telefone e datas de aniversário das pessoas próximas era essencial, hoje nos vemos desafiados a encontrar novas formas de exercitar a memória, na medida em que a memorização de senhas, códigos de acesso e informações de *login* pode facilmente ser gerenciada por aplicativos ou ferramentas de gestão de tempo que facilmente podem memorizar, por nós, prazos de entrega de trabalhos, compromissos de reuniões virtuais e eventos em calendários compartilhados. Assim, em um cenário no qual grande parte das informações que precisamos está ao alcance dos nossos dedos, as nossas capacidades de aprender e memorizar estão conectadas a um novo desafio: selecionar, armazenar e recuperar dados relevantes.

Neste livro, a Dra. Ana Maria Alvarez, que possui longa experiência na prática clínica, no diagnóstico e na terapia neurocognitiva, revela caminhos e receitas, demonstrando que os bons hábitos fazem muito mais do que monges. Dra. Alvarez indica os hábitos saudáveis com base em sua experiência e em descobertas científicas recentes para que você possa desenvolver suas capacidades cognitivas de aprendizagem e memorização, como o processamento de informações (ler e interpretar textos) e a geração de comportamentos (pesquisar na internet, interagir em redes sociais, adaptar-se a novas tecnologias).

Para adquirir habilidades cognitivas importantes, é necessário adquirir bons hábitos. É como uma roda viva: a aquisição do hábito do aprendizado e da boa memória não é um processo passivo. Requer participação ativa e consciente – e é exatamente isso que este livro oferecerá.

Dr. Koichi Sameshima

Pesquisador em Neurociência Cognitiva e Neuroimagem no Departamento de Radiologia da Faculdade de Medicina da Universidade de São Paulo

Prefácio da edição de 2005: memorial

Hoje é dia 20 de abril de 2005. Resolvi começar assim. É dessa forma, para me lembrar em que dia estou, que a Ana inicia suas mensagens por escrito: as recomendações profissionais, a dedicatória amiga em seu livro mais recente. Eu já ia escrever "em seu último livro", mas a memória antiga acendeu um sinal vermelho, ativando lembranças de mais de vinte anos passados, quando eu trabalhava na produção de programas de música sertaneja para a televisão. Naquela época, em que ainda não haviam surgido os CDs, as duplas sempre apresentavam canções do seu "mais recente LP", pois um temor supersticioso proibia a menção ao "último LP", que podia soar como um dobre de finados e evocar presságios funestos.

Ao reler este primeiro parágrafo, não posso deixar de notar que menciono, já no início, a combinação dos dois aspectos mais marcantes que têm permeado o relacionamento que eu e Ana temos: as recomendações profissionais e a dedicatória amiga. É que certos tratamentos não podem mesmo ser conduzidos com a frieza objetiva com que, por exemplo, um dentista arranca um dente estragado. Também não posso deixar de pensar que a incumbência de escrever estas linhas deve fazer parte da estratégia que Ana vem seguindo para estimular minha recuperação. Ao me sentar novamente diante do computador com a responsabilidade de compor um texto, sinto a insegurança experimentada por aquelas pessoas que, depois de consolidados os ossos e retirado o gesso que por meses lhes envolveu as pernas, titubeiam, desconfiadas, com receio de sentir dor na fratura que não existe mais ao ensaiar os primeiros passos. Ou a insegurança dos filhotes de pássaros que já podem voar, mas só se apercebem disso, numa combinação de pavor e deslumbramento, depois de lançados à força para fora do ninho por suas mães.

Estou constatando, com certa surpresa, o estilo quase proustiano do que acabo de redigir. É que muitas metáforas e longos períodos contrariam frontalmente a concisa maneira jornalística de escrever que, por razões profissionais, tive de me acostumar a empregar nos últimos anos. Será, talvez, essa mudança de estilo uma forma subconsciente de exteriorizar o anseio quase desesperado da busca pelo meu "tempo perdido"? Será possível resgatar esse período de quase um ano, envolto em brumas, que sucedeu a cirurgia? Vencido o temor de iniciar as primeiras linhas, percebo outra grande dificuldade. De algum modo, vou precisar disfarçar um pouco minha gratidão exaltada por aquilo que Ana tem feito por mim e impor a este depoimento um tom objetivo, compatível com o exigido por uma obra técnica, como aquela a que ele se destina. Uma vez mais os efeitos dos longos anos de trabalho na televisão se fazem sentir, recomendando-me cautela, pois tecer palavras muito efusivas poderia comprometer a credibilidade deste texto, e criar aquela impressão mercenária e artificial transmitida pela chamada "matéria paga". Só não sei se é possível a um náufrago desesperado, quase se afogando, emitir opiniões imparciais sobre o marinheiro que, finalmente, se aproxima e, do escaler, lhe atira a boia salvadora.

No dia 2 de agosto de 2003, fui submetido a uma cirurgia para retirar um tumor do cérebro. Tive muita sorte, pois o cirurgião era extremamente competente e, por isso, apesar do alto risco de graves sequelas físicas e mentais, a operação foi um sucesso; e, pela graça de Deus, a biópsia revelou que não era um câncer.

Fui alertado pelos médicos que, durante algumas semanas depois da cirurgia, seria normal ocorrer falhas de memória recente. Recomendaram que, devido à dificuldade de reter informações novas, eu procurasse me ater, ao máximo, à rotina de antes, convivendo com as mesmas pessoas, frequentando os mesmos lugares e desempenhando as mesmas atividades e, dentro do possível, evitando todo tipo de preocupação, nervosismo ou angústia. Infelizmente, um conjunto de circunstâncias adversas (e altamente improváveis) que não interessa aqui descrever impediu-me de seguir essas recomendações.

Não me cabe especular a dimensão da influência emocional e psicológica das adversidades e seus efeitos negativos na minha recuperação. O fato é que as semanas e os meses foram se passando e eu continuava sem a capacidade de reter novas informações na memória. Creio ser impossível explicar a quem nunca passou por isso a sensação de distanciamento e de "desligamento". Só para dar um exemplo, quando estava conversando com alguém (mesmo que fosse uma pessoa já conhecida de muito tempo), depois de alguns momentos de conversa, eu desviava os olhos do interlocutor e olhava para a frente. Em poucos instantes eu já não era mais capaz de me lembrar de quem estava a meu lado. Eu repetia esse "teste" várias vezes em alguns minutos e, repetidamente, falhava.

Diversas pessoas, ao saber desses problemas, fizeram referência a uma especialista em memória, Ana Alvarez, com quem acabei marcando uma consulta no fim de 2003. Foi aí que a conheci e, graças a seu empenho, posso considerar que, após um período de trevas, estou renascendo.

Minhas sensações, depois da cirurgia, são quase impossíveis de explicar. E não me refiro apenas às sensações emocionais, mas às físicas também. Como descrever a dificuldade de comunicação entre o hemisfério direito e o hemisfério esquerdo do cérebro? Seria, talvez, como tentar explicar a um cego de nascença as diferenças entre o azul-claro e o azul-marinho. Outro sentimento estranho, que eu nem sequer sabia que poderia existir, é o da saudade de mim mesmo. Pois senti falta de mim, da pessoa que fui e que me havia acostumado a ser por mais de cinquenta anos. Experimentei, às vezes, a impressão de que um "outro", um usurpador – como em alguns contos de terror – tinha passado a ocupar meu corpo físico e havia banido meu espírito para algum limbo perdido em outra dimensão.

Outro problema que enfrentei no início foi o da necessidade, nem sempre consciente, de evidenciar e até de exagerar determinados sintomas para que as pessoas percebessem minhas dificuldades. Como a cirurgia não deixou sequelas físicas evidentes – não fiquei com movimentos comprometidos ou com esgares faciais –, minha aparência e fala continuaram normais. Por isso, todos esperavam de mim comportamento e atitudes também normais. E essa expectativa me apavorava, pois parecia que ninguém mais se dava conta de minhas limitações.

A sensação de pesadelo é muito difícil de descrever. Era como se só eu enxergasse um monstro, uma entidade do mal, o tempo todo ao meu lado, dirigindo-me um sorriso sarcástico, confiante na sua invisibilidade para os outros, mas ciente de que eu sempre podia vê-lo e compartilhando comigo esse segredo terrível: que só eu e ele sabíamos de sua existência real.

Acho que uma defesa subconsciente foi forçar a maneira de falar titubeante, quase gaguejando, que cultivei por algum tempo – vício prontamente curado graças às enérgicas intervenções de minha santa mulher, Cleide. Hoje me parece evidente que exagerar os sintomas de minhas limitações tem forte efeito antiterapêutico. É como o paciente que frequenta sessões de fisioterapia para recuperar o movimento das pernas atrofiadas, mas que, paradoxalmente, talvez por um anseio subconsciente de despertar piedade, finge acentuar seu andar claudicante.

Já que mencionei a Cleide, creio que a melhor forma de encerrar estas linhas é dedicá-las às mulheres que têm me iluminado neste caleidoscópio de luz e sombra que é a vida da gente. Em ordem cronológica: à minha mãe, Lourdinha, quem me deu à luz; em seguida, e nunca será demais repetir, à Cleide que, além de trazer nova luz à minha vida, deu à luz nossos quatro filhos; à nossa filha Mariana, que tanto ilumina meus passos. E agora a ti, Ana Alvarez, empenhada em dissipar as trevas renitentes que turvam meu cérebro e em reacender minha centelha de vida. Como não consegui mesmo imprimir um cunho técnico a este texto – e porque não sei como lhe agradecer –, vou ter de, humildemente, delegar essa responsabilidade Àquele que pode mais do que eu, pois só Ele, que tudo pode, um dia vai te retribuir: Deus te pague, Ana Alvarez.

Testemunho de Américo dos Santos Cardoso Jr., que mantém sua boa memória. Marido de Cleide Cocito Cardoso dos Santos, tem quatro filhos e quatro netos. Na década de 1980, começou a dedicar-se à atividade de produtor rural e – sempre com o grande entusiasmo e forte apoio técnico de sua mulher, veterinária – deu início a um intenso trabalho de criação e melhoramento genético de bovinos P.O. da raça Guzerá, além de, paralelamente, também produzir gado de corte. Juntamente com a bovinocultura, no estado do Tocantins, ele deu continuidade à antiga paixão por cavalos dedicando-se à seleção de equinos Crioulos. Também desde os anos 1980, trabalhou, por décadas, na então Rede Bandeirantes de Rádio e Televisão, hoje Grupo Bandeirantes de Comunicação, na produção e direção de programas voltados à tecnologia agropecuária, gravando reportagens em propriedades rurais de destaque e, principalmente, em órgãos de pesquisa, por todo o território nacional – como as diversas estações experimentais da Embrapa, do IAC, do Instituto de Zootecnia, além de várias universidades dedicadas ao ensino e às pesquisas nas áreas de agronomia, veterinária e zootecnia – para programas de televisão veiculados em âmbito nacional, como Mundo Rural, Agrojornal, Diário Rural, *entre outros.*

Sumário

Agradecimentos 7

Prefácio desta edição 9

Prefácio da edição de 2005: memorial 13

Introdução 23

1 | No palácio da memória 25

2 | A jornada da aprendizagem contínua 45

3 | Estratégias para aprender a aprender 69

4 | Aprendendo desde cedo 103

5 | Aprendendo a vida inteira 119

6 | Quatro caminhos e um segredo:
a boa memória 135

7 | Exercícios para melhorar a memória 143

Referências 189

Introdução

A memória e seus caprichos

Deu branco? Ora, certamente isso já aconteceu com você. Afinal, acontece com todo mundo. A palavra que estava na ponta da língua não sai, o verbo em inglês nos escapa justamente em meio a uma reunião decisiva, o nome daquele filme famoso não vem à mente, a música que marcou um momento importante das nossas vidas parece ter sido apagada da memória de repente e procuramos desesperadamente descobrir de onde conhecemos – ou de quem é! – aquele rosto familiar que nos sorri na rua.

Nesses momentos, uma espécie de vazio toma conta de nossas cabeças. A admirável escritora Marina Colasanti, de modo bem-humorado, definiu bem essa sensação durante o programa "Sem Censura", do qual participávamos em junho de 2004: "ultimamente tenho tantos brancos, que anseio por um pretinho básico".

A afirmação ficou na minha cabeça: "ansiar, é isso!". Queremos lembrar e, na ansiedade de fazermos todo o esforço de que somos capazes para isso, cadê que a nossa memória ajuda? As lembranças parecem estar atrás de uma neblina que encobre as pistas visíveis daquilo que desejamos recordar. O que nos resta, então, é apenas dar um sorriso otimista e avaliar a possibilidade de assumirmos o esquecimento, improvisarmos uma desculpa com certo poder de convencimento.

Por que isso acontece? Precisa mesmo ser assim? Há algum jeito de estimular a memória para que ela não falhe? Isso é o que veremos a partir de agora. Contudo, posso adiantar que esse problema pode ter solução. Por meio de diversas pesquisas de rastreio cognitivo, cujo objetivo principal é identificar preventivamente riscos genéticos associados ao Alzheimer e à demência, fica clara também a importância de trabalharmos a memória desde cedo, pois hábitos e condições preexistentes não tratadas também são fatores predisponentes. Estratégias de aprendizado e memorização ajudam muito e vamos conhecer várias delas neste livro.

Vamos aprender juntos a melhorar nossa memória?

1

No palácio da memória

Nos idos do século IV, Santo Agostinho, em suas *Confissões*,[1] falou sobre a memória como um "santuário infinitamente amplo". Nos "campos e vastos palácios da memória estão os tesouros de inumeráveis imagens trazidas por percepções de toda espécie". Encontram--se lá guardados conhecimentos, cheiros, cores e sons com nossas recordações, percepções e sentimentos. Para resgatar o que um dia gravamos, buscamos imagens daquilo que queremos, as quais podem aparecer imediatamente, demorar a surgir ou ser atropeladas por outras até encontrarmos o que desejamos. Assim, a memória é a capacidade que temos para registrar, armazenar e evocar informações. É a capacidade de armazenamento de todas as formas de conhecimento adquirido por nós em nossas relações intrapessoais e com o meio ambiente; é a capacidade de aprender coisas novas, relacioná-las com informações já guardadas e chegar a novas conclusões das quais nos lembraremos depois. A memória e a aprendizagem são fundamentais para a existência humana e é com elas que conseguimos reavaliar nossos hábitos e crenças e nos transformar.

---

[1] Hipona, Santo Agostinho de. *Confissões.* Edição Bilíngue Português--Latim. Montecristo Editora, 2020.

Para compreendermos melhor essa ideia, vamos imaginar, neste capítulo, que estamos dentro de um dos palácios aos quais Santo Agostinho se referiu e que chamaremos aqui de "palácio da memória". Esse "palácio" – que fará as vezes do nosso cérebro – abriga as recordações de fatos ocorridos desde os mais tenros anos de nossas vidas, organizados em suas diversas prateleiras e seções, e a memória é o que interliga e cria interação entre todas essas partes. Graças a ela é que somos capazes de relatar eventos passados, trabalhar mentalmente sensações, ideias e impressões e construir, dessa maneira, significações estáveis e duradouras.

Por dentro das gavetas e caixinhas da memória

Uma paisagem que evoca a infância, uma canção que traz a emoção do primeiro amor, um sorriso que lembra as brincadeiras infantis, uma lágrima derramada por um sonho antigo ainda não realizado. É a memória que permite a todos nós reviver sentimentos, relembrar fatos importantes, aprender com as experiências passadas. Mas como isso acontece? De que maneira essas impressões ficam gravadas dentro de nós, proporcionando a capacidade prodigiosa e maravilhosa da lembrança?

Talvez seja mais fácil entendermos isso se imaginarmos que o nosso cérebro-palácio é constituído por uma série de aposentos conectados por corredores e salas, como em um labirinto. Cada aposento tem um papel que faz o palácio funcionar como um todo, um sistema organizado: em um deles, por exemplo, estão os mecanismos responsáveis pela fala; em outro, estão aqueles capazes de mover nosso corpo quando desejamos caminhar, dançar, praticar esportes ou simplesmente nos levantar da cama. É nas interligações entre todos eles que está a nossa memória. Embora tenha, digamos, suas salas preferidas do palácio, é ela quem "visita" continuamente todos os aposentos fazendo com que interajam.

Vamos supor, então, que em um dos aposentos desse palácio há uma cômoda bem grande, cheia de gavetas de todos os tamanhos. Nessas gavetas estão guardadas nossas experiências, de forma ordenada, para serem resgatadas quando precisarmos delas. Elas são compostas por fatos, vivências, sensações, procedimentos utilizados em nosso cotidiano. São, na verdade, informações: algumas delas chegam até nós verbalmente, isto é, em forma de palavras escritas ou faladas; outras nos vêm de modo não verbal, ou seja, compostas por formas, faces, cores, desenhos, paisagens, sabores, aromas, texturas. Essa diversidade na forma de "guardar" as coisas nas gavetas é o que nos permite falar em diferentes tipos de memória, como **a visual, a auditiva, a olfativa, a gustativa, a cinestésica** (para movimentos corporais, como tocar piano e jogar tênis, entre outros). As gavetas, por sua vez, dizem respeito ao tempo que essas informações permanecem guardadas, e as caixinhas dentro delas correspondem aos assuntos que a memória preserva e organiza dentro das gavetas de nossa cômoda.

A gaveta menor, por exemplo, tem uma plaquinha com os dizeres **memória sensorial** ou **incidental**. Ela talvez tenha maior influência nos primeiros anos de vida. Há indícios que levam à suposição de que a capacidade de registrar e fixar impressões nos primeiros anos de vida é mais forte do que nos anos posteriores, e que esta memória é mais desenvolvida na criança do que no adulto. Em cada uma das caixinhas da gaveta da **memória incidental** estão as diversas impressões instantâneas que nossos sentidos captam. Quando vamos ao supermercado, por exemplo, estímulos variados chegam a nossos sentidos e, por um período brevíssimo, ficam registrados em nossa memória sensorial: as cores das embalagens, a música, o burburinho, o cheiro vindo da padaria. Parte desses estímulos será descartada. Outra parte, contudo, será transferida para uma gaveta maior: a da **memória de curto prazo**, utilizada quando precisamos manter uma informação por um breve espaço de tempo. Se formos obrigados a armazenar essa informação, poderemos lançar mão de uma estratégia mnemônica – você verá várias no terceiro capítulo – a fim de transferi-la para a memória de longo prazo.

É possível percebermos, assim, que há situações em que a informação da memória de curto prazo deve ser repetida ou ensaiada para ser guardada. Quando fazemos isso, abrimos uma outra gaveta: a da **memória operacional** ou **memória de trabalho**, a qual se define como uma habilidade cognitiva que nos permite manter e processar uma informação por um breve período enquanto realizamos outras atividades. Esse tipo de memória nos possibilita guardar informações na mente por mais tempo enquanto as manipulamos, e é também um tipo sensível ao avanço da idade, razão pela qual demanda mais treino.

No palácio da memória 31

Há também outra gaveta que corresponde à da **memória de longo prazo** ou **remota**. Essa memória se refere à nossa capacidade de reter por um longo período uma determinada informação e mantê-la disponível para resgate sempre que necessário. Quando nos lembramos dos nossos amigos de infância ou do número de uma casa que foi importante em nossas vidas, por exemplo, utilizamos a memória de longo prazo. Eu, por exemplo, me lembro do número de telefone da minha casa (80 97 45) e o do consultório do meu pai (35 44 81) durante a década de 1960, quando os números de telefone na cidade de São Paulo tinham só seis algarismos.

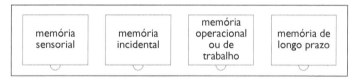

Ao continuar explorando as gavetas da nossa cômoda, vemos que dentro delas há várias caixinhas coloridas devidamente etiquetadas, separadas por categorias. A primeira dessas caixas tem uma etiqueta onde está escrito **memória autobiográfica**. Nela ficam todos os eventos de nossas vidas: o primeiro dia na escola, os lugares onde moramos, as viagens que fizemos, os presentes que ganhamos, os amores que tivemos, os desamores que nos ensinaram a lidar com perdas e fracassos. A memória autobiográfica é de extrema importância para nosso senso de identidade pessoal. Sem ela, nada saberíamos sobre nosso passado, nossas relações familiares, nossa história. Nem mesmo lembraríamos quem somos.

Junto dessa caixinha encontramos uma segunda: a da **memória episódica**. Ali ficam estocados fatos e eventos que vivenciamos em algum momento da nossa vida. Essa memória é responsável por arquivar nossas experiências pessoais, de modo que a usamos quando nos lembramos de quem ganhou a última edição de um reality show que acompanhamos, dos filmes que receberam o Oscar do ano, quando pensamos em quem apresentou uma *live* que vimos na semana passada ou qual foi o assunto dela e como nos sentimos ao assisti-la. A memória episódica, como você pode imaginar, pode ser vulnerável à deterioração com o passar do tempo.

Para além dessa, há também a caixinha da **memória para procedimentos**, onde fica tudo aquilo que se torna automático com a prática – andar de bicicleta, dirigir um carro, usar o computador, escovar os dentes, jogar bola, escrever etc. –, e a caixinha da **memória semântica**, a qual é utilizada diariamente, quando compreendemos o que as pessoas nos dizem, escolhemos palavras para nos comunicar, lemos um artigo no jornal ou uma placa no caminho. Essa última caixinha é onde fica, também, nossa capacidade de acumular conhecimentos sobre o mundo: um carro tem quatro rodas, o fogo queima, o lápis serve para escrever, o Brasil se tornou independente de Portugal, oficialmente, em 1822.

A quinta caixinha que encontramos nas gavetas de nossa cômoda é onde está a **memória prospectiva**, aquela que nos lembra de realizar uma ação planejada para o futuro. Esse tipo de memória é usado quando sabemos que precisamos comparecer a uma reunião previamente marcada, tomar um remédio, passar na padaria para comprar pão, tirar o prato do micro-ondas. A memória prospectiva é de extrema importância para a realização das tarefas diárias e para o planejamento de nossas ações.

A sexta e última caixinha é, por sua vez, dupla: é o lugar das **memórias explícita** e **implícita**. A explícita nós usamos, por exemplo, quando sabemos que determinada tarefa demanda memorização e fazemos um esforço consciente para memorizar palavras, textos ou imagens. A implícita, por sua vez, usamos quando não temos consciência do processo de memorização e ele ocorre de modo automático.

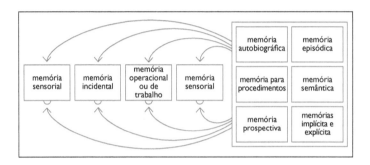

Mas, afinal, de que maneiras as informações armazenadas nas gavetas e caixinhas da grande cômoda chegam até todos os aposentos do palácio? Podemos falar que a memória recebe e guarda as informações em quatro momentos ou fases. Essas fases têm início assim que alguma coisa capta nossa atenção e vão até o instante em que, tempos depois, resgatamos isso em forma de lembrança, operando mais ou menos assim:

- primeira fase, atenção e recepção da informação: é o primeiro momento do processo de memorização. Nele, os cinco sentidos – audição, tato, paladar, visão, olfato – entram em ação, captando os detalhes do que prestamos atenção e enviando essa mensagem ao cérebro.

- segunda fase, codificação: nesse estágio, o cérebro seleciona as informações, armazena aquelas que considera importantes e descarta as demais.
- terceira fase, armazenamento da informação: os dados selecionados são guardados na memória, onde ficam armazenados e identificados em suas caixas e gavetas. Podem ser acessados sempre que precisarmos deles.
- quarta fase, recuperação ou resgate: esta fase diz respeito ao momento em que acessamos os dados armazenados na memória e os usamos/expressamos. É o que chamamos de lembrança.

Por que a memória falha?

Diversos fatores podem impedir o cérebro de trabalhar com todo o seu potencial para a perfeita execução das fases deste processo. Alguns deles são provocados por acidentes e lesões; outros, em mulheres podem ser acarretados por baixos níveis de estrogênio durante o período de perimenopausa e menopausa; a maioria, porém, talvez seja causada por pequenos descuidos com a saúde; por exemplo, você tem pressão alta e não a estabiliza? Isso pode ser prejudicial e ocasionar falhas de memória. Você tem depressão, está em isolamento social, tem preocupações demais, sente angústia ante o excesso de informações e afazeres, tem ideias obsessivas ou excesso de decisões importantes e difíceis de serem tomadas? Isso também pode ocasionar falhas de memória. Vai dormir tarde e acorda cedo? O sono irregular e insuficiente também prejudica a memória. Pressupõe-se que principalmente durante o sono haja uma grande atividade do sistema glinfático, uma rede vascular responsável por fazer uma verdadeira "limpeza" do cérebro. Pensando na questão da memória (e da saúde em geral!), o ideal seria dormir, no mínimo, sete horas por noite.

Tem dificuldade para escutar e fica tentando adivinhar pedaços de palavras e frases para dar sentido à fala do outro? Pois bem, isso sobrecarrega a sua atenção, que passa a não dar conta de transferir todas as informações para a memória operacional, fazendo com que ela falhe. Alto lá: vamos cuidar dessa escuta já!

Além desses, há outros inimigos da memória que cito a seguir; contudo, cabe aqui um alerta: nada é mais silencioso, invasivo e perturbador que o estresse. O estresse crônico altera o equilíbrio químico do cérebro e diminui a conexão entre os neurônios, reduzindo a capacidade de atenção e, portanto, de memorização.

Fatores prejudiciais à atividade cerebral

1. poluição
2. privação de sono
3. sedentarismo
4. abuso de soníferos
5. uso de medicamentos tranquilizantes e ansiolíticos sem prescrição médica
6. excesso de bebida alcoólica
7. tabagismo
8. isolamento social
9. baixa escolaridade
10. baixa capacidade auditiva
11. baixa capacidade olfativa
12. baixa capacidade visual
13. traumatismo craniano
14. pressão arterial
15. diabetes
16. depressão
17. obesidade

O profissional de saúde que o assiste, leitor, pode indicar-lhe o melhor sistema de rastreio cognitivo.

Os brancos diários

Evitar as situações mencionadas há pouco pode ajudar muito no funcionamento da sua memória, mas não vai impedir que, casualmente, você tenha de enfrentar aqueles momentos de branco. Por essa razão, é importante não fazermos vista grossa a esse fato e pensarmos na melhor forma de reagirmos naquelas horas em que o branco aparece com toda a força. O que fazer? Para onde correr? Muitas vezes, isso acontece em situações das quais não podemos simplesmente fugir. Não podemos, por exemplo, dizer que a conversa superimportante em uma reunião ou palestra terá de ficar para depois, nem deixar de sair de casa porque as chaves desapareceram em algum canto misterioso.

Para evitar contornar (e prevenir!) momentos assim, você pode usar algumas técnicas simples e bastante práticas, como as descritas a seguir.

Se você esquece...	Lembrará melhor se...
O que vai falar (o famoso branco)	• entender que isso faz parte de ser humano e que lapsos de memória acontecem com todo mundo. Você seria uma exceção? Seja generoso consigo mesmo. • tirar um tempo, respirar fundo e deixar a ansiedade de lado. O nervosismo só vai afastar da mente aquilo que você quer recordar; por isso, a ordem é manter a tranquilidade. Ela ajudará você a reorganizar as informações e resgatá-las da memória. • em meio a uma conversa, comunicar a seu interlocutor: "Acabei de ter uma ideia diferente sobre o assunto que vínhamos conversando. Vamos analisar isso sob outro ponto de vista". Pronuncie as palavras devagar, pausadamente. Assim, você ganhará um tempo para a memória reordenar as informações. • for uma pessoa capaz de lidar com os pequenos fracassos cotidianos e, portanto, com os erros. Olhe para seu interlocutor e diga sem receio, com muito bom humor: "Sabe de uma coisa? Pensei tantas coisas ao mesmo tempo que me escapou o que iria dizer!".

Nomes e rostos	• ao conhecer uma pessoa, repetir em silêncio o nome dela e pensar, em seguida, se, na sua opinião, o nome combina com a pessoa. • usar o nome da pessoa em voz alta várias vezes durante o diálogo que se segue ao momento em que vocês se conheceram. • associar o nome e o rosto da pessoa a outras que você conhece e que têm o mesmo nome. • fizer associações comuns ou bizarras. Por exemplo, Edmundo – Ed e mundo, imagine o mundo virando; ou imagine Edmundo, o jogador de futebol, em cenários inusitados com o Edmundo de quem você quer lembrar o nome.
Compromissos e tarefas diárias	• usar uma agenda digital (ou em papel, se você preferir) visualmente organizada, bonita, agradável ao olhar. • mantiver um horário rotineiro para examinar a agenda, usar um alarme na agenda do celular ou deixar lembretes em lugares visíveis.
Fatos que as pessoas lhe contam	• prestar atenção ao olhar os gestos do interlocutor. Repita as palavras silenciosamente, como se fizesse um "eco mental" do que está sendo dito.

	• retomar alguns pontos dizendo que são importantes para reflexão posterior.
	• repetir o fato para si mesmo, recordando a expressão facial e o gesto de quem lhe contou o acontecimento.
	• visualizar cenas do fato ouvido e suas possíveis consequências.
	• em caso de explicações longas ou aulas, pedir permissão para gravar, se quiser.
Onde deixa suas coisas	• colocar os objetos de uso mais frequente no mesmo lugar, *sempre*. Chaves, óculos, canetas e celulares são peças relativamente pequenas que devem ser deixadas em locais preestabelecidos.
	• ao guardar o objeto, falar, em voz alta, o lugar onde ele está. Feche os olhos, formando uma imagem visual do local. Documentos importantes devem ser sempre colocados no mesmo lugar, com avisos indicativos.
	• mantiver um mapa ou um índice atualizado de onde estão guardados livros, documentos, material de aulas.

- usar critérios lógicos e facilmente visíveis para organizar suas coisas. Por exemplo, para organizar roupas no armário, use critérios como cor e tamanho ou cor e forma. Assim, todas as peças pretas (compridas, médias e curtas) estarão próximas, bem como os itens de outras cores.

Agora que você já passeou pelo palácio-cérebro e entendeu como a memória opera dentro dele, bem como as razões pelas quais ela pode falhar, vamos descobrir quais são os requisitos para se ter uma boa memória e as melhores formas de estimular nossa capacidade de memorização.

2

A jornada da aprendizagem contínua

Você já ouviu falar de Títono? Conta o mito que Eos, deusa do amanhecer na mitologia grega, pediu ao poderoso Zeus que desse o dom da imortalidade ao seu grande amor, Títono, esquecendo-se de pedir para Zeus que o conservasse jovem. Com o tempo, Títono foi ganhando rugas profundas e perdendo os movimentos, a atenção e a memória, e Eos deixou-o sozinho em um quarto escuro. Ele envelheceu tanto que, compadecido, Zeus o transformou em uma cigarra.

O que esse mito nos ensina é que sobreviver é diferente de viver bem, e que a busca pela longevidade precisa ser acompanhada de qualidade de vida e aprendizado contínuo. Na atual fase da história em que nos encontramos, nossa expectativa de vida é significativamente maior que aquela que já tivemos em outros períodos da nossa longa existência no planeta. E, por essa razão, muito se tem falado sobre a memória humana e sua importância no gerenciamento do impressionante número de informações com o qual temos contato diariamente por meio das tecnologias digitais: é importante compreendermos que o principal desafio da longevidade é mantermos a saúde, a cognição e a autonomia para continuarmos produtivos, socialmente engajados e interessantes. Mas, nos tempos em que vivemos, será fácil fazermos isso?

Se houve momentos da nossa história com a memória nos quais nosso maior desafio foi a gestão produtiva do tempo, agora temos de passar necessariamente a desenvolver a habilidade de gerenciar informações no tempo produtivo. Não por acaso, o número de pessoas que se queixam de dificuldades de memória tem se tornado cada vez mais frequente, sobretudo depois da pandemia de covid-19. Assim, problemas de memória que há alguns anos eram observados em pessoas com idade avançada, ou em pacientes cujo cérebro havia sofrido algum tipo de dano, agora fazem parte também do cotidiano de pessoas jovens.

Neste cenário, uma das formas que temos para evitar nos transformarmos em Títonos é trabalhar de modo intensivo a nossa memória, adentrando em um caminho de aprendizagem contínua, que envolve compreendermos, por exemplo, as relações entre cognição, aprendizagem e memória; plasticidade cerebral e flexibilidade da memória; a importância de acreditarmos e nos empenharmos na melhoria da nossa memória; a relação dela com a dopamina, o "hormônio da felicidade"; e, por fim, os impactos da covid-19 na memória e na cognição.

Esses serão exatamente os conteúdos que este capítulo abordará. Contudo, antes de adentrarmos neles, vamos realizar um teste rápido para percebermos o *status* atual da nossa memória. Você encontrará, a seguir, uma lista concisa de situações do dia a dia. Leia-as com atenção, reflita sobre elas e indique no quadro a frequência ("raramente", "às vezes", "com frequência", "sempre") com que lhe acontecem. Depois, confira as tendências apontadas no fim da atividade.

Quando não usa tecnologias de apoio (como aplicativos etc.), você se esquece de:

- comparecer a compromissos e reuniões
- pagar as contas
- dar recados
- escolher caminhos para chegar aos lugares
- comprar itens necessários no supermercado
- o que iria fazer em determinado lugar
- nomes de pessoas
- endereços
- nomes de lugares familiares
- ocasiões especiais, como aniversários, festas e cerimônias

No dia a dia, você se esquece de:

- levar consigo itens pessoais dos quais irá precisar para alguma atividade diária (como carteira, bolsa, chaves etc.)
- cumprir tarefas de autocuidado diárias, como escovar os dentes ou tomar banho
- cumprir tarefas de manutenção da casa, como tirar o lixo, lavar a louça e arrumar a cama
- desligar ou ligar utensílios domésticos, como ferro elétrico e forno
- conversas que porventura tenha tido com alguém
- acontecimentos recentes, como o lugar em que jantou ontem ou o que comeu na hora do almoço
- onde guardou seus pertences pessoais
- onde as coisas estão guardadas habitualmente, procurando-as em lugar errado

Durante uma conversa, você:

- sabe a palavra que quer dizer, mas não é capaz de lembrar-se dela no momento
- conta histórias e/ou piadas que já havia contado antes
- se perde na linha de raciocínio perguntando: "O que eu estava falando, mesmo?"
- esquece detalhes importantes, tornando suas narrativas confusas

Você sente dificuldade para:

- aprender coisas novas, como regras de um jogo ou as instruções de uso de novos aparelhos eletrônicos
- se localizar em lugares recém-conhecidos
- retomar o que estava fazendo antes de ter sido interrompido

Embora conciso, esse teste rápido pode ser uma importante ferramenta para avaliarmos o *status* da sua memória nos dias de hoje e para você estar consciente sobre o seu desempenho. Se "raramente" foi o que mais apareceu nas suas respostas, fique descansado: sua memória trabalha bem. Se respondeu "às vezes" para a metade das perguntas, saiba que suas falhas de memória são circunstanciais e não crônicas – ainda não há motivo para preocupações. Se, contudo, "com frequência" ou "sempre" foi o que você mais respondeu, é hora de pensar em ajuda especializada e/ou tratamento. Independentemente do espectro em que sua memória se encontra, adentrar pela jornada de sua aprendizagem será um passo fundamental para conseguir exercitá-la nos tempos em que vivemos. Iniciaremos, então, por compreender as relações entre cognição, aprendizagem e memória.

A cognição e o aprender durante a vida toda

Podemos definir cognição como a organização e a programação de comportamentos que desenvolvemos de acordo com nossas habilidades individuais. Para entendê-la, contudo, é preciso estar a par de dois conceitos importantes que estão profundamente entrelaçados: o de reserva cerebral, a qual pode ser entendida como um recurso neurobiológico, como o número de neurônios e a massa do cérebro, e o de reserva cognitiva, a qual é constituída por habilidades que aprendemos durante a vida são armazenadas pelo cérebro por longos períodos. Para entender a relação entre os dois conceitos, podemos imaginar a reserva cerebral como um *hardware* que recebemos ao nascimento e que vai sendo nutrido e formado ao longo da nossa vida, ao passo que a reserva cognitiva seria como um *software* que se atualiza de acordo com o nosso modo de viver.

As habilidades cognitivas incluem, assim, raciocínio, atenção, memória, funções executivas e de linguagem cujo desenvolvimento depende, também, de fatores sociais como acesso à educação, letramento, tipo de ocupação, estilo de vida e relacionamentos sociais e afetivos.[2] Isso implica dizer que a nossa reserva cognitiva depende da combinação de nossas diferentes experiências em todos os campos da vida e permite que, na falta de algum circuito, outros possam ser usados, se necessário.

Uma das medidas de reserva cognitiva mais relevantes de que dispomos está relacionada à qualidade da educação que recebemos, provavelmente porque é também a partir dessa experiência que o nosso cérebro se constrói, se organiza e se forma até a idade adulta. O modo como aprendemos a perceber, pensar, sentir, comparar, ter ideias, criar, avaliar, inter-relacionar conceitos e comunicar emoções desde a infância é importante porque é justamente nesta época que o nosso cérebro é altamente moldável. Assim, o cérebro das pessoas que têm maior reserva cognitiva tem mais capacidade de buscar formas de se adaptar ao meio e criar processos compensatórios para lidar com danos e lesões, bem como para evitar o declínio expressivo da memória, podendo até ser menos suscetível a demências.[3]

---

[2] Reed, B.R. et al. Measuring cognitive reserve based on the decomposition of episodic memory variance. *Brain*, 2010, vol. 133, pp. 2196-2209.
[3] Stern, Y. Cognitive reserve. *Neuropsychologia*, 2009, vol. 47, pp. 2015-2028.

A esta altura, você pode estar se perguntando se a sua reserva cognitiva é suficiente. De acordo com a neurociência, assim como nosso corpo pode desenvolver uma reserva de gordura ao longo dos anos, ele também pode desenvolver e manter uma reserva cognitiva. Garantir que isso ocorra é relativamente simples: basta adotar um estilo de vida saudável, com bons relacionamentos sociais e momentos de lazer, além de realizar exercícios cognitivos desafiadores que estimulem conexões ágeis entre os neurônios, como a leitura frequente e a prática de introduzir tarefas inusitadas no cotidiano com vistas a mudanças de comportamento, como experimentar um novo aplicativo para aumentar a atenção ou entrar num grupo de leitura ou cinema, por exemplo. A ideia de alterar a rotina com atividades cognitivas, de lazer e sociais é um investimento que poderá enriquecer o nosso capital interno. Muitas pessoas, como Bill Gates e o ex-presidente Barack Obama, adotam as Regras das 5 Horas pelo bem do cérebro. Isso significa que eles dedicam pelo menos cinco horas por semana para aprender coisas diferentes daquelas que eles sabem e fazem no cotidiano. Eles praticam − e eu também − a curiosidade consciente, ou curiosidade guiada, como gosto de chamar.

O que é essencial é sabermos que todos nós precisamos de novidade e que, quanto mais experienciamos demandas frequentes das habilidades cognitivas, mais contribuímos com algo que é fundamental no nosso cérebro e crucial para nossas habilidades cognitivas e de memória: a plasticidade neural.

Exemplos de funções cognitivas

- percepção e atenção visual: visualização e interpretação do meio em que estamos.
- memória espacial: memorização do entorno e localização de pontos de referência.
- percepção auditiva: com ela, detectamos o que ouvimos com as duas orelhas e integramos e associamos as informações.
- atenção auditiva: capacidade de captar diferentes sons de origens diversas e alterar a atenção conforme convém.
- memória sequencial auditiva: também chamada de ordenação temporal, ela nos permite guardar, planejar e criar respostas a estímulos acústicos sequenciais.
- velocidade de processamento cognitivo: capacidade de processar e reagir com rapidez a movimentos, imagens, sons, toques e cheiros.
- atenção complexa: capacidade com a qual reunimos diversas percepções, associando-as ao que já

conhecemos para decidir onde focar e sustentar a atenção.

- planejamento e função executiva: habilidade de ordenar as tarefas necessárias para determinado fim.
- inibição: capacidade de gerenciar o impulso, adiando ou rejeitando uma opção de agir.
- flexibilidade: habilidade com a qual lidamos com imprevistos, alternando a atenção entre diferentes percepções e ações e aplicando ou criando estratégias para atingir uma finalidade ou buscar um novo aprendizado.
- memória prospectiva: função cognitiva com a qual acessamos conhecimentos prévios para planejar e realizar ações sequenciais.

A plasticidade do cérebro e a flexibilidade da memória

No passado, a memória era equivocadamente considerada algo fixo, com capacidade limitada e que se mantinha constante durante boa parte da vida. Hoje, essa visão está superada. Sabe-se que, graças à plasticidade neural, também chamada de neuroplasticidade, é possível ampliarmos a capacidade de memória.

O conceito de neuroplasticidade foi sugerido por William James, no fim do século XIX, e definido pelo neurocientista polonês Jerzy Konorski, em 1948, como "a capacidade que o cérebro humano possui de produzir mudanças funcionais contínuas".[4] Desde então, o termo tem sido usado para se referir à capacidade cerebral de construirmos novas conexões entre os neurônios e adaptarmos o seu funcionamento em resposta a lesões no cérebro, desafios, treinamentos e qualquer tipo de aprendizagem.[5]

Na prática, isso quer dizer que nosso cérebro tem a capacidade de se adaptar e mudar conforme aprendemos coisas novas e vivemos novas experiências, razão pela qual é possível estimularmos as funções para que se tornem mais ágeis e deem origem a novas configurações cerebrais. Isso evidencia como o aperfeiçoamento do processo de memorização se realiza e, mais importante, o motivo pelo qual podemos (e devemos!) nos valer da plasticidade do nosso cérebro para nos beneficiarmos disso. Sobre isso, aliás, que tipo de diálogos

---

[4] Konorski, J. *Conditioned reflexes and neuron organization*. New York: Cambridge University Press, 1948.

[5] Merzenich, M.M.; Van Vleet, T.M.; Nahum, M. Brain plasticity-based therapeutics. *Frontiers in Human Neuroscience*, 2014, vol. 8, 1-16; Pascual-Leone, A.; Amedi, A.; Fregni, F.; Merabet, L.B. The plastic human brain cortex. *Annual Review of Neuroscience*, 2005, vol. 28, 377-401.

A jornada da aprendizagem contínua   57

você tem consigo mesmo quando o assunto são as suas capacidades de memória?

Isso está dentro da sua cabeça

Sabe aquela conversa que você tem consigo mesmo, dizendo que você é distraído e confuso? Você acredita nela, não é? E, acredite, isso pode fazer toda a diferença quando estamos falamos sobre memória e aprendizagem contínua.

Como evidenciaram os resultados de uma pesquisa realizada pela pesquisadora Monica Sanches Yassuda, PhD,[6] as pessoas que têm atitudes positivas sobre a memória tendem a um melhor desempenho em tarefas de memorização. Isso quer dizer que, se você tiver uma visão pessimista sobre sua memória – ou seja, acreditar que ela é ruim e que não pode ser melhorada –, isso acabará prejudicando sua capacidade de memorizar, gerando ansiedade e, quando você precisar memorizar algo, sentirá sua autoconfiança abalada ou, ainda pior, se sentirá incapaz de seguir adiante.

---

[6] Yassuda, M.S. "Memory beliefs and memory training: the effects of an educational interview", 1999.

Além disso, esse pessimismo fará com que você foque somente nos fracassos que confirmam essa visão negativa e, diante disso, permaneça acreditando que não vale a pena se esforçar para memorizar ou desafiar a memória, piorando o quadro. Em contrapartida, se compreender a maleabilidade da memória, tenderá a apresentar melhor desempenho em tarefas de memorização. Você poderá até associar os fracassos à falta de esforço, dificuldade da tarefa ou falta de motivação, mas nunca à falta de capacidade, o que o estimulará a se dedicar mais nos desafios seguintes. É por essa razão, então, que é importante avaliarmos o modo como falamos conosco. Para você transformar hábitos, precisa melhorar cada vez mais essa conversa, deixando fora dela atitudes como esbravejar ou zombar de si, além de pensamentos negativos em geral. Se perceber que está fazendo isso, mude o discurso imediatamente. Olhe para um ponto brilhante por, no mínimo, seis segundos. Imagine essa luz brilhando no seu cérebro. Dê uma risadinha e pronto, você já estará em outro nível de positividade. Outra estratégia possível é a construção de frases afirmativas, minuciosas e detalhadas relacionadas a seus objetivos, como

A jornada da aprendizagem contínua 59

"Quero ter uma boa memória, então vou me dedicar a isso e fazer os exercícios todos os dias com alegria".

Assim como você tem habilidade para se autocriticar de maneira quase implacável, também tem habilidade para se comportar como seu maior fã. Quando as coisas estiverem difíceis e você sentir desânimo ou desmotivação, deixe soprar em seu ouvido frases encorajadoras como "Você vai conseguir sim", "Vai ter uma memória cada vez mais afiada" – seu fã tem o dom de fazer você se sentir melhor e, sentindo-se melhor, você pode aprimorar o jeito com o qual vê as circunstâncias.

Para quem começa um programa de exercícios de memorização, é importante manter uma atitude positiva sobre sua memória e acreditar na maleabilidade da habilidade de memorizar e aprender. No quadro a seguir, você encontrará algumas dicas para manter uma visão mais equilibrada sobre a sua memória.

Dicas para manter uma visão equilibrada sobre a memória:

- preste atenção aos seus momentos de sucesso com a memória: diariamente nos lembramos de uma quantidade enorme de informações e não damos muita importância a isso. É importante fazer um esforço consciente para nos atentarmos a tudo que conseguimos recordar. Além disso, em situações de esquecimento, avalie de modo realista o motivo pelo qual você não consegue trazer determinadas lembranças à mente. Você prestou atenção na hora de gravar a informação? Ou ela é muito complexa e necessita ser estudada várias vezes? Antes de acusar sua memória, entenda por que a informação não estava disponível quando precisou dela.

- aprenda a desafiar a memória de maneira divertida, isto é, evite fugir de atividades que envolvam memorização, deixe de lado aplicativos e aparelhos que possam fazer o trabalho de memória por você e observe como tudo pode funcionar bem. Tente, por exemplo, memorizar alguns itens de sua lista de supermercado – comece com poucos itens (quatro ou cinco) e vá aumentando a cada semana. Neste exercício, você pode usar categorias de produtos para facilitar (memorize, por exemplo, os produtos de limpeza ou os laticínios) ou se proponha a lembrar os itens que começam com a letra A. Brinque com sua memória e aumente progressivamente a dificuldade das atividades para observar sucessos e aumentar sua autoconfiança.

- rejeite opiniões estereotipadas, principalmente se você tem mais de cinquenta anos. Em nossa cultura etarista, é comum associar equivocadamente a perda de memória à idade; por isso, é fundamental rejeitar qualquer visão negativa do envelhecimento e começar a observar exemplos de pessoas mais velhas que mantêm a memória em excelente estado.

Hormônio da felicidade e da memória

A dopamina, neurotransmissor presente no corpo e cérebro, é também conhecida por alguns como "hormônio da felicidade". Contudo, seu papel no nosso corpo vai muito além de nos dar motivação, uma vez que a dopamina também é responsável por reduzir a procrastinação, ampliar o foco e a autoconfiança, incentivar a busca por objetivos específicos e regular a duração e o registro de eventos na memória. Se aprendemos uma coisa e a consideramos interessante e necessária, a dopamina ativa o hipocampo para que este arquive a informação. De forma análoga, se o que aprendemos não nos é necessário, a memorização se desfaz.

Cada um de nós conta com diferentes níveis de dopamina, os quais, inclusive, podem variar dependendo da situação em que nos encontramos. Contudo, algumas ações podem regular a quantidade de dopamina e de seus transmissores em nosso corpo. Uma forma muito simples de equilibrar os níveis de dopamina, por exemplo, é ver a luz do sol pela manhã por cerca de dez a trinta minutos, sem óculos escuros (evite olhar diretamente para ele!); tomar uma rápida ducha gelada por cerca de três minutos; ou praticar a yoga nidra, também conhecida como *non-sleep deep rest*, ou "descanso profundo acordado" – um tipo de meditação em estado de relaxamento total. Se você apreciar um cafezinho ou um chá, saiba que uma dose de cafeína (de 100 a 200 mg) poderá ajudar a aumentar o nível de dopamina, assim como de seus receptores, mas nunca perto da hora de dormir.[7] Além disso, para sustentar os níveis de dopamina, é importante adotar uma dieta rica em tirosina, um aminoácido que está presente em queijos como parmesão, na carne vermelha e em frutos secos. Assim, ao adotarmos estratégias que promovam o equilíbrio desse neurotransmissor, podemos potencializar nosso bem-estar mental e físico.

---

[7] Adaptado de: Tools to Manage Dopamine and Improve Motivation & Drive. *Huberman Lab*, out. 2022. Disponível em: https://www.hubermanlab.com/newsletter/tools-to-manage-dopamine-and-improve--motivation-and-drive. Acesso em: 18 mar. 2024. Leverage Dopamine to Overcome Procrastination & Optimize Effort. *Huberman Lab*, mar. 2023. Disponível em: https://www.hubermanlab.com/episode/leverage-dopamine-to-overcome-procrastination-and-optimize-effort. Acesso em: 18 mar. 2024.

Covid-19 e memória: e agora?

Uma querida amiga engenheira, educadora e mentora de matemática para adolescentes e adultos descreveu para mim, em dezembro de 2023, sua herança da covid-19: esquecer palavras simples, como "escaleno" ou "quociente" − palavras que eram usadas pelo menos vinte vezes ao dia simplesmente sumiam da sua boca na hora de explicar os conteúdos aos seus estudantes. Assim como minha amiga, muitas pessoas (pessoas demais) têm relatado experiências semelhantes de perda de memória após a covid, fato que ressalta a importância de falarmos sobre ela em um livro sobre memorização.

Desde a pandemia, como a maior parte de nós sabe, o funcionamento da memória e do resgate verbal tem sido amplamente pesquisado em razão das queixas de muitas pessoas quanto a sintomatologias neurológicas possivelmente associadas ao vírus. Resultados de diversos estudos científicos realizados desde 2020 sugerem o impacto negativo do SAR-COV no funcionamento das funções cognitivas − como atenção, memória e linguagem, e inclusive no resgate de palavras −, o que explicaria, ao menos em parte, a queixa de esquecimento temporário de palavras familiares e comumente usadas por pessoas afetadas.

Segundo trabalhos científicos mais recentes, podemos classificar os sintomas cognitivos relacionados à covid como: neurológicos, na medida em que a doença pode levar a dores de cabeça, tonturas e certa confusão mental, como uma espécie de "mente vazia", de acordo com a narrativa dos pacientes;[8] inflamatórios e cognitivos, já que a covid pode desencadear uma reação inflamatória no corpo e no cérebro, que pode contribuir para ineficiência de funcionamento cerebral e para uma inflamação sistêmica que pode causar declínio cognitivo com déficit na memória;[9] emocionais, na medida em que o estresse intenso ligado a ansiedade, medo, isolamento social e depressão contribuíram para dificuldades cognitivas e imunológicas;[10] e, por fim, a covid longa, a qual ocorre com alguns indivíduos que,

---

[8] Ellul, M.A.; Benjamin, L.; Singh, B. et al. Neurological associations of COVID-19. *The Lancet Neurology*, 2020, vol. 19(9), 767-783.

[9] Walker, K.A.; Soares, J.C. Systemic inflammation as a predictor of brain aging: Contributions of physical activity, metabolic risk, and genetic risk. *Neurobiology of Aging*, 2018, vol. 73, 220-230.

[10] Troyer, E. A.; Kohn, J. N.; Hong, S. Are we facing a crashing wave of neuropsychiatric sequelae of COVID-19? Neuropsychiatric symptoms and potential immunologic mechanisms. *Brain, Behavior, and Immunity*, 2020, vol. 87.

ao sair da fase aguda da doença, apresentam sintomas de longo prazo, como uma sequela pós-aguda expressa em sintomas como distração, problemas de memória e dificuldade para lembrar palavras.[11]

Ainda há outras consequências que continuam sendo estudadas, dentre as quais aquelas decorrentes da baixa oxigenação, que podem ter efeito incapacitante no funcionamento cerebral.[12] O que é fundamental sabermos é que há muitas pesquisas sendo conduzidas e que realmente precisamos de mais resultados para compreender de maneira mais abrangente os efeitos da covid-19 no funcionamento da memória e do resgate verbal. Ainda assim, tal como fiz com a amiga engenheira, recomendo um treinamento para que as pessoas que tiveram a cognição afetada pelo vírus consigam melhorias na memória:

- exercícios respiratórios destinados a aumentar a variabilidade da frequência cardíaca, pois comprovadamente reduzem os níveis da proteína

---

[11] Nalbandian, A.; Sehgal, K.; Gupta, A. et al. Post-acute COVID-19 syndrome. *Nature Medicine*, 2021, vol. 27(4), 601-615.

[12] Helms, J.; Kremer, S.; Merdji, H. et al. Neurologic features in severe SARS-CoV-2 infection. *New England Journal of Medicine*, 2020, vol. 382(23), 2268-2270.

beta-amiloide ao colaborar na atividade de limpeza feita pelo sistema glinfático;[13]

> **Exercício respiratório**
>
> Inspire lentamente por cinco segundos, faça uma pausa de um segundo e expire lentamente por cinco segundos. Repita algumas vezes por dia, até que o tempo de prática alcance 20 minutos.

- fazer uma busca rápida das palavras por qualquer método de pesquisa, elaborar diariamente uma legenda com as palavras esquecidas e realizar repetições em voz alta dessas palavras sendo empregadas em frases contextualizadas até cinco vezes por dia.

O trabalho com minha amiga foi muito bem-sucedido e ela continua cada vez mais eficiente em suas considerações para os estudantes. No entanto, me perguntou sobre o que teria acontecido se não tivesse treinado por um período. Eu não soube dar uma resposta

---

[13] Min, J.; Rouanet, J.; Martini, A.C. et al. Modulating heart rate oscillating affects plasma amyloid beta and tau levels in younger and older adults. *Scientific Reports*, 2023, vol. 13(3967).

objetiva, talvez porque isso esbarre em minhas crenças. Sempre confio que todas as queixas e sintomas podem melhorar com uma rápida e correta instrumentalização. Ouço as pessoas e me coloco em ação. Por que esperar ver se melhora espontaneamente? E se isso se fixar como sintoma? Por isso, se você se identifica com algum dos cenários descritos aqui, procure seu médico e comece a treinar. Seu primeiro material está aqui! No capítulo a seguir, inclusive, você aprenderá formas de estimular e agilizar seu processo de memorização.

3

Estratégias para aprender a aprender

Todos nós desejamos aprender melhor sempre. Para isso, podemos contar com a ajuda da memória: quanto maior a agilidade dela, melhor e mais eficiente será a nossa aprendizagem. Mas, afinal, como trabalhar o nosso processo de memorização?

Se você chegou até este capítulo, já conseguiu compreender que, para melhorarmos nossa capacidade de memorização, é necessário observarmos os episódios de esquecimento tentando compreender as circunstâncias em que ocorrem. Entender o que se passa conosco, como você buscou fazer ao realizar o teste indicado no início do segundo capítulo, é fundamental para planejarmos e implementarmos mudanças na rotina de modo a facilitar o funcionamento da memória.

Quando paramos para pensar nas razões dos nossos episódios de esquecimento, podemos detectar como problema, a princípio, o fato de eventualmente darmos pouca atenção às informações quando são fornecidas para nós. Em um cotidiano marcado pelo excesso de exposição a conteúdos literalmente na palma de nossas mãos, nem sempre é fácil conseguirmos nos ater àquilo que nos é apresentado. Como seria possível, então, lembrarmos as coisas que passam por nossos sentidos se parece cada vez mais difícil captarmos os dados

Estratégias para aprender a aprender   71

que queremos em meio ao turbilhão? Depois, em que medida esse contexto também não contribui para que, mesmo quando prestamos muita atenção no que ouvimos ou lemos, não conseguirmos recuperar as informações em razão da dificuldade em acessarmos os conteúdos que guardamos na memória?

É claro que nem todos os processos relacionados com a memorização devem ser examinados à luz desses fatores da vida contemporânea. Desde há muito, os cientistas já sabem que é comum — e por motivos diversos e subjetivos — optarmos por não apreender por completo as informações quando as consideramos irrelevantes, nos esquecemos de informações cuja associação com dados já existentes em nossa mente é mais difícil, ou, então, por estarmos em uma fase de vida na qual a desorganização se instala, sobrecarregamos a nossa memória e temos como resultado os esquecimentos.

Independentemente do porquê, o que a ciência também sabe é que há técnicas e estratégias que podem ser usadas para minimizar esses quadros, uma vez que, como já foi comprovado, nossa capacidade de memorização aumenta quando recebemos determinados estímulos. Neste capítulo, abordaremos as estratégias externas e internas para fazer isso: as primeiras, aquelas relacionadas às intervenções que podemos fazer nos ambientes que nos cercam, como lembretes e anotações; as segundas, aquelas relacionadas à criação de imagens mentais e sua associação às diversas tarefas que temos de cumprir. Vamos começar, então, pelas estratégias externas.

Estratégias externas: otimizar o ambiente

As estratégias externas compreendem as intervenções que, realizadas nos ambientes que nos cercam, podem facilitar o nosso processo de memorização. De modo abrangente, elas incluem as maneiras a partir das quais organizamos informações e tarefas, sendo este tipo de estímulo bastante comum para aprimorar o funcionamento da memória – atualmente quase todo mundo usa calendários ou agendas de celulares para lembrar compromissos e datas, por exemplo. Esses auxílios têm a vantagem de serem customizados para se adequar aos estilos de aprendizagem de cada um, e sua utilização é particularmente mais importante para pessoas com comprometimento moderado e grave de atenção e memória.

Nem todo mundo, contudo, se adapta a certos estímulos externos ou se beneficia deles; há, por exemplo, quem tenha dificuldade com agendas (digitais ou analógicas). Por essa razão, a utilização das estratégias externas é ditada pelas necessidades pessoais, que nos permitem optar pelos recursos com os quais já temos certa familiaridade ou buscar auxílios que nossa habilidade e intuição qualifiquem como de fácil adaptação.

No quadro a seguir, você encontrará uma série de sugestões para o uso de estratégias externas. Use-as à vontade. Em pouco tempo, elas ajudarão a melhorar seu processo de memorização.

Tomar notas

Tomar notas enquanto ouve e/ou lê pode ajudar na codificação e consolidação do conteúdo, assim como manter um bloco na mesa ao lado da cama para fazer anotações. As melhores ideias podem ocorrer ao despertar. Não por acaso, há pesquisas que sugerem, por exemplo, que escrever as notas a mão é mais eficiente que escrevê-las usando um teclado.[14]

---

[14] Mueller, P.A.; Oppenheimer, D.M. The pen is mightier than the keyboard: Advantages of longhand over laptop note taking. *Psychological Science*, 2014, vol. 25(6), p. 1159-1168.

Criar lembretes

O uso de celulares, aplicativos e recursos on-line com lembretes ajuda a organizar a informação em ordem cronológica e grau de importância. Esses dispositivos têm sido amplamente utilizados por todos nós porque o simples fato de programar o lembrete já funciona como um reforçador de codificação e armazenamento. Há tempos esses recursos deixaram de ser considerados "muletas" que impedem o aprimoramento da memória, já que, afinal, eles contribuem para reduzir a nossa carga cognitiva e liberar capacidade e energia mentais para a execução de afazeres frequentes armazenados sem auxílio externo.[15] Imagine, por exemplo, o esforço que uma pessoa muito requisitada seria obrigada a despender para memorizar todos os compromissos da semana e todas as ligações a fazer. Ao usar uma agenda bem-organizada, esse esforço pode ser utilizado para

---

[15] Jonassen, D.H. Toward a design theory of problem solving. *Educational Technology Research and Development*, 2000, vol. 48(4), p. 63-85; Kiewra, K. A review of notetaking: The encoding-storage paradigm and beyond. *Educational Psychology Review*, 1989, vol. 1(2), p. 147-172; Sweller, J. Cognitive load during problem solving: Effects on learning. *Cognitive Science*, 1988, vol. 12(2), p. 257-285.

reter outras informações, como dados pessoais importantes para o diálogo com as pessoas que encontra semanalmente em reuniões.

Se você for uma pessoa mais digital, pode gravar lembretes orais usando o gravador do celular para registrar as ideias quando surgem. Pode, também, enviar mensagens de texto para si mesmo (e inclusive fazer um grupo com você mesmo em aplicativos como WhatsApp) ou usar alarmes para lembrar quando começar e terminar uma atividade (tomar medicamentos, participar de reuniões on-line etc.)

Se você for uma pessoa mais analógica, pode manter à vista lembretes feitos a mão sobre coisas que necessita fazer, como pagar contas, fazer compras necessárias (ou de itens específicos) para o mês, ou mesmo para trancar a porta, fechar as janelas, apagar as luzes etc. A porta da geladeira, a mesa de cabeceira, o espelho do banheiro ou um mural no quarto/escritório poderão ser ótimos lugares para fixar esses lembretes e, se você os mantiver sempre no mesmo lugar, saberá onde encontrá-los quando necessário.

Mudar o ambiente e a organização das coisas

Organize suas coisas. Pode até parecer uma recomendação óbvia, mas há muitas formas diferentes de pensar a organização. Quando falamos de objetos de uso diário – como bolsas, carteiras, óculos, chaves, celulares, por exemplo –, você pode arrumá-los (guardá-los) de acordo com o lugar habitual de uso, por categorias e funções, ou, a depender do caso, anexar os objetos que mais usa ao próprio corpo, como os óculos, que podem ser pendurados no pescoço, ou as chaves, que podem ser postas nos bolsos. Essas estratégias evitarão que você perca tempo tentando recordar onde os deixou, e o mesmo servirá para as situações em que estiver em ambientes pouco familiares: identifique os armários e gavetas de acordo com seu conteúdo e faça um esquema para você.

Quando falamos de tarefas da casa no cotidiano, é possível se organizar, por exemplo, fazendo uma lista de tarefas antes de sair de casa para lembrar-se de tudo o que deseja fazer. Para além da lista – que pode não funcionar –, você pode deixar as roupas para levar à lavanderia em frente à porta de casa (para vê-las antes de sair ou ao chegar); baixar o varal para se lembrar de estender as que estão na máquina; colocar algum objeto em um local inusitado da casa para se lembrar de realizar uma tarefa que o envolva (como deixar um vidro de amaciante no sofá da sala); mudar o relógio de braço ou trocar o anel de dedo até realizar uma determinada tarefa (embora devamos admitir que muitas pessoas são capazes de ver a mudança, mas não se lembrar da tarefa que estava atada a ela) etc.

Por último, mas não menos importante, organize também um sistema para seus compromissos e tarefas da vida em geral. Por exemplo, para o pagamento de contas, você pode criar um sistema digital (como agenda, bloco de notas, aplicativos no celular ou mesmo programas como Excel, Trello, entre outros) ou analógico para saber quais contas já foram pagas e as que faltam pagar. Sobre isso, aliás, avalie se prefere colocar as contas em débito automático ou, então, agendar uma data específica para realizar vários pagamentos. Para além disso, estabeleça uma rotina diária ou semanal para seus compromissos, buscando marcar aulas e treinos no mesmo dia e horário da semana, e os anote – no local de sua preferência – sempre que possível de maneira organizada. Isso diminuirá a demanda da memória, já que nos levará à incorporação automática de atividades cotidianas.

Estratégias internas: otimizar a habilidade individual

Chamamos de estratégias internas aquilo que podemos fazer mentalmente para melhorar e agilizar a memória nos três diferentes momentos que compõem a memorização, isto é, na recepção, na conservação e no resgate da informação. Tais estratégias consistem em técnicas voltadas, por exemplo, à memorização de nomes e rostos de pessoas que acabamos de conhecer. Elas podem variar entre as mais simples, como a repetição de informações, associações verbais, elaboração de histórias, entre outros, ou mais complexas, como o método dos lugares e o dos ganchos (*peg system*).

Independentemente do grau de complexidade, a maior parte delas está focada no momento da aprendizagem, ou seja, no da recepção, ou, em linguagem mais especializada, da codificação do material a que somos expostos, já que, como dissemos, se a informação não for gravada de maneira eficiente, não será possível recordá-la depois. Portanto, ter atenção à informação a ser memorizada é de vital importância e, sem isso, quaisquer estratégias funcionarão mal. Por esta razão, antes de falarmos mais sobre as estratégias de codificação, armazenamento e resgate — isto é, sobre as estratégias de memorização —, começaremos por abordar as diferentes formas de aumentar a atenção e a concentração.

Como aumentar a atenção e a concentração

Atenção é uma das funções da consciência e um de seus maiores inimigos é a rotina. Fazemos muitas coisas da mesma maneira todos os dias e, com a repetição, passamos a executá-las quase com negligência. Se, por um lado, as rotinas têm a função de economizar tempo e esforço mental, por outro trazem monotonia e excesso de previsibilidade, o que pode reduzir o tônus atencional.

Quando você começa a trabalhar em um novo local, por exemplo, experimenta alguns caminhos possíveis para chegar até ele, fazendo com que sua mente fique alerta para avaliar coisas como a distância percorrida e o tempo necessário para executar o percurso.

Você pode até consultar diferentes caminhos em um aplicativo, mas, a partir do momento que decide que um percurso é melhor que os outros, passa a percorrê-lo diariamente de maneira automática, sem notar os minutos que passam ou os detalhes nas ruas. O mesmo acontece com outras ações que fazem parte do dia a dia e as quais, exatamente por isso, frequentemente esquecemos. Não conseguimos nos lembrar se desligamos o computador, por exemplo, ou se fechamos as janelas antes de sair: simplesmente realizamos essas ações de forma automática, sem atenção. Nas atividades de fim de semana é a mesma coisa: quando não há um acontecimento muito fora do comum, temos dificuldade de lembrar o que fizemos depois de algum tempo.

Existem, contudo, diversas formas de quebrarmos esse efeito da rotina praticando o que chamamos de "atenção ativa". Uma das mais fáceis é realizar as ações rotineiras de modos inusitados para aguçar a atenção, como:

- experimentar fazer as compras em supermercados diferentes, já que os artigos terão preços diferentes e estarão organizados de outro jeito, com outros produtos e marcas.

- percorrer novos caminhos até os locais para onde costuma ir com frequência.
- variar o conteúdo das refeições, sentindo o sabor de cada alimento.
- seguir sugestões de passeios e fazer programas variados quanto ao tipo de atividade e local nos fins de semana.
- depositar um esforço mental consciente para observar melhor o que está ao redor, atentando aos detalhes.
- investir energia e foco especial para observar as características de uma pessoa ao conhecê-la. Podemos nos perguntar quais traços físicos mais se destacam e ampliar o nosso olhar para essas diferenças.
- focar a atenção em alguma peça em um lugar diferente de casa, como uma exposição, e observar de maneira ativa os detalhes, a emoção que despertam, se gostaríamos de tê-la em casa etc.
- dizer em voz alta algumas das ações que você costuma fazer rotineiramente, como trancar a porta (dizer "já tranquei a porta!") e, ao fazer isso, observar a chave sendo virada e o som da fechadura.
- dizer mentalmente ou em voz alta o que está fazendo para evitar que pensamentos paralelos causem distrações, por exemplo, ao preparar a casa para passar o fim de semana fora. Esse monólogo interior e o esforço para observar algo

diferente ou especial tornarão a ação mais memorável e menos automática.

- evitar interrupções nas atividades que exigem esforço mental concentrado, como a leitura de um texto difícil com expressões em outro idioma e a elaboração de um discurso, por exemplo, para uma aula, palestra ou até mesmo apresentações em reuniões de trabalho. Quando for inevitável, o adequado é anotar onde parou, o que estava fazendo ou pegar algum objeto que faça você se lembrar de retomar o trabalho interrompido.

- fazer um esforço consciente para redirecionar a atenção quando perceber que as distrações são de origem interna e que seu pensamento distancia você das tarefas que precisa executar. Estabelecer prazos é de grande valia.

É importante estar consciente de que ter atenção suficiente é o primeiro passo para a boa memória, pois sem ela é impossível conseguir um aprendizado eficiente. A atenção ativa e consciente coloca o cérebro em alerta e abre as portas para a codificação das informações que queremos ou precisamos aprender. Sabendo disso – e, mais importante, fazendo isso! –, vamos abordar, agora, algumas das diferentes estratégias internas que podemos usar para melhorar a memorização.

Estratégias para aprender a aprender 83

Estratégias para a codificação das informações

Repetição

Trata-se da estratégia interna mais simples: quando desejar gravar o nome de uma pessoa que acabou de conhecer ou a citação de um autor que acabou de ler, você pode usar a estratégia de **repetição**, isto é, repetir a informação em voz alta ou para si mesmo. Essa estratégia é simples e muito usada; contudo, nem sempre promove o aprendizado de longo prazo, pois não induz o processamento profundo da informação, sendo mais indicada para situações em que o aprendizado dura um período limitado.

A repetição pode ser usada para números, conceitos ou quantias a serem pagas ou recebidas, e também para todo tipo de material a que se deseja ter acesso rápido, como telefones de emergência, ou o uso da tabuada para facilitar operações matemáticas e fazer estimativas. Por exemplo, naquele dia em que você tem na cabeça as contas do mês, elabore uma cena mental da quantia que tem disponível na conta corrente, da sequência de pagamentos que tem de fazer e, para acertar, vá olhando as quantias e repetindo-as conforme efetua cada operação.

Associações verbais

Às vezes chamadas de elaborações verbais, as **associações verbais** consistem em dar sentido àquilo que estamos memorizando. Muitas vezes, o que você precisa lembrar não tem um significado específico e o uso da associação verbal pode facilitar a gravação em sua mente. Associar significa conectar informações novas às que você já tem e essa é uma parte natural do processo de memorização. Nós aprendemos fazendo analogias, associando tudo o que sabemos; por isso, formar associações deliberadamente é uma excelente estratégia.

Uma amiga minha, por exemplo, quando precisou memorizar a senha 6021, associou-a a fatos conhecidos: "60 é a idade de minha sogra e 21, o dia do aniversário da minha filha". Na prática, o que ela fez foi atribuir à senha um significado carregado de conteúdo emocional, facilitando sua codificação.

Estratégias para aprender a aprender 85

Imagens mentais

As associações verbais podem ser ainda mais eficientes se aliadas a **imagens mentais** – uma das mais poderosas estratégias de memorização. A criação e visualização de imagens leva a um processamento mais profundo e elaborado da informação e facilita a memorização de longo prazo. Basicamente, isso funciona assim: você forma imagens mentais para se lembrar da união de muitas variáveis, como circunstâncias, pessoas e lugares. Ao pensar em um restaurante ou bar de que gosta, por exemplo, você forma automaticamente um quadro mental de sua fachada, do interior e dos funcionários. Fazendo isso, lembrar-se de um fato que ocorreu no lugar será bastante simples, já que será apenas uma questão de encaixá-lo nesse conjunto de variáveis que você já detém.

As imagens mentais podem ser usadas nas mais diversas situações: para se lembrar de um fato histórico, de um diálogo e das expressões faciais das pessoas nele envolvidas, ou recordar onde guardou uma determinada peça de roupa. Quanto mais vívida e detalhada a imagem construída (com sons, cores e movimento), melhor ela funcionará como estratégia para codificação.

É isso o que podemos fazer, por exemplo, ao conhecermos uma pessoa interessante: tentar gravar o maior número de informações sobre ela, construindo uma imagem mental para, no próximo encontro, retomar a conversa com maior facilidade.

Para além disso, algo que pode também funcionar em casos como esses – e em muitos outros – é criar imagens extravagantes relacionadas àquilo que queremos memorizar. Por exemplo, digamos que você conheça um arquiteto que constrói casas na sua região, tem dois filhos e treina voleibol. Procure criar uma imagem que integre essas informações, pensando nele com trajes esportivos, jogando voleibol com seus dois filhos sobre o telhado de uma casa inacabada. Seu cérebro adora novidade (você já sabe!); por isso, cenários absurdos e hilários podem ser de grande ajuda para codificar de forma estratégica as informações que você recebeu e, posteriormente, lembrar-se delas.

Quando combinadas à repetição, as imagens mentais também são ótimas para memorizarmos ações ou procedimentos. Ao manusear um celular, usar um aplicativo diferente ou um eletrodoméstico novo, repita mentalmente as ações necessárias, visualizando-as e executando-as a cada passo.

Elaboração de histórias

Para além das estratégias internas já mencionadas, a criação de pequenas **histórias** que possam incluir o material que precisa ser memorizado é também um recurso interessante para usarmos em algumas ocasiões. Na medida em que as histórias facilitam a gravação das informações porque promovem uma codificação mais rica, com diversos itens inter-relacionados, elas se tornam extremamente úteis para exercitarmos nossa memória. Vejamos a seguir um exemplo de como podemos fazer isso.

Certa manhã, enquanto corria na esteira, deixando o pensamento vagar, eu me dei conta de quatro providências urgentes, que precisavam ser tomadas logo em seguida: comprar as passagens para a viagem de férias, reservar o bufê para a festa de aniversário do meu filho, marcar uma consulta médica e acessar o aplicativo do banco. Eu não queria parar a esteira para anotar esses compromissos. Pensei em mudar meu anel para outro dedo, como um lembrete externo de que tinha coisas a fazer, mas fiquei em dúvida se conseguiria recordar todos os itens. Então, aproveitei para colocar em prática a estratégia das histórias. Pensei nos quatro itens: avião, bufê, médico e dinheiro. Eu me imaginei desembarcando na África do Sul. No aeroporto, fomos recepcionados com uma festa infantil e, com a pressão alterada pela emoção da surpresa, fui levada ao médico. Para meu desespero, percebi que não tinha dinheiro para pagar o profissional. Adicionei à minha história imagens visuais, com as quais podia acompanhar cenas, sensações e expressões. Ao chegar em casa, pensei em minha pequena história e imediatamente lembrei as quatro coisas que deveria fazer.

Essa história facilitou a memorização das coisas que eu precisava ao integrar os quatro itens que deveriam ser lembrados acrescentando a cada um deles um conteúdo emocional. Assim, eles foram memorizados não de maneira isolada e desprovida de significado – passagens, festa, médico, banco –, mas de modo a fazer parte de uma rede de informações absurda e, ao mesmo tempo, única.

Classificar e categorizar

Sempre que conseguimos **categorizar** as informações organizando-as de forma lógica, facilitamos sua codificação e posterior resgate. As categorias servem como uma pista para a recordação de cada item e, muitas vezes, dentro delas, um item leva a outro. Veja a lista de mercado a seguir, criada no bloco de notas do meu celular:

requeijão
alho
arroz
manteiga
água
iogurte
orégano
farinha
bolachas
leite
macarrão
cebola
queijo branco
refrigerante

Confusa, não é mesmo? Para que seja mais facilmente lembrada, a solução é, por exemplo, dividir essa lista em categorias. Junto ao primeiro item de cada categoria, entre parênteses, vai o número de itens de cada classificação, em ordem decrescente. Compare a versão da mesma lista, a seguir, com a anterior:

leite (laticínios, 5)	farinha (farináceos, 4)	cebola
queijo branco	bolacha	orégano
iogurte	arroz	água (bebidas, 2)
manteiga	macarrão	refrigerante
requeijão		alho (temperos, 3)

Bem mais fácil de memorizar, não é? Da mesma forma, você pode classificar os mais diversos tipos de informações (tarefas a cumprir, contas a pagar, pessoas a contatar) e, não importa o critério da categorização, ela sempre aumentará e reforçará o poder de memorização. Também leve em consideração o acesso visual e espacial ao fazer listas.

Leitura – PQRST

O método **PQRST** promove o que chamamos de leitura ativa. Sempre que lemos livros, artigos, notícias, precisamos incorporar informações novas em nosso banco de dados. E é frustrante esquecer o conteúdo de um texto já lido, em especial quando desejamos discuti-lo. Em geral, só nos lembramos do fato mais importante, e a sequência de eventos pode passar despercebida porque nossa leitura foi superficial, dificultando a operação mais complexa das informações. A técnica PQRST ajuda você durante a leitura detalhada do texto, levando à memorização de longo prazo, e compreende cinco passos consecutivos:

P = Prévia
Leia o texto brevemente para saber do que trata.

Q = Questão
Faça perguntas que possam ser respondidas pelo texto.

R = Releia
Releia o texto com atenção, procurando responder às perguntas.

S = Selecione
Selecione a resposta correta e pense nela.

T = Teste
Sem olhar para o texto, verifique se consegue responder às perguntas que fez.

Vamos praticar esse método no prefácio do Dr. Sameshima, na página 9 do livro?

Método dos lugares

O **método dos lugares**, também chamado de "palácio da memória" ou "método de loci", é tido como a primeira estratégia mnemônica (ele já era utilizado na Grécia Antiga!). Consiste na elaboração de imagens mentais que associem novas informações a locais que conhecemos bem, como os cômodos de nossa casa ou lugares por onde passamos com frequência. Para usar esse método é preciso escolher uma sequência de lugares bastante familiares e, depois, determinar a lista dos itens para memorizar. Em seguida, basta elaborar uma imagem mental para cada item e ligar o primeiro deles ao primeiro lugar, o segundo item ao segundo lugar, e assim por diante. Por exemplo, imagine que você quer se lembrar de doze itens que precisa organizar no seu escritório. A sequência de lugares poderia ser:

1. o carro;
2. a entrada do estacionamento;
3. a árvore na esquina;

4. a recepção do prédio;

5. o elevador;

6-12. cada escritório pelo qual você passa a caminho da sua sala.

Em seguida, associe cada local a um item, de preferência criando imagens engraçadas ou absurdas – você já sabe, o cérebro aprecia o diferente, o inusitado. Imagine, por exemplo, uma tabela de Excel fazendo a maior bagunça dentro do seu carro, depois pense no recepcionista organizando a entrada do estacionamento, sua agenda está no tronco da árvore da esquina, e por aí vai. Quando for tomar as providências necessárias, basta percorrer esse trajeto mental para se lembrar do que precisa ser feito.

Método dos ganchos

O **método dos ganchos** é bastante semelhante ao método dos lugares; no entanto, em vez de associar os itens a serem lembrados a locais, você irá relacioná-los, por meio de imagens mentais, a uma lista de objetos a que chamamos de "ganchos". Esse método é recomendado para a memorização de longas sequências de dígitos ou palavras, e tudo o que você precisará fazer é estabelecer uma sequência de números − no nosso caso, de 1 a 10 − e associar cada um deles a algum objeto. Podemos escolher, por exemplo, os eletrodomésticos de casa na ordem em que os vemos ao entrar:

1. interfone;
2. quadro;
3. televisão;
4. geladeira;
5. micro-ondas;
6. fogão;
7. forno elétrico;
8. lava-louças;
9. máquina de lavar roupas;
10. máquina de secar roupas.

Esses seriam os ganchos, utilizados sempre nessa ordem.

Quando houver necessidade de memorizar listas de atividades, trechos de discursos ou o que quer que seja, cada item deverá ser associado a um gancho, da mesma forma como fizemos no método dos lugares.

Na prática, podemos usar uma combinação dos dois métodos ou escolher aquele que funciona melhor para cada pessoa. Para visualizar melhor, vamos utilizar um exemplo. Imagine um CEO de uma empresa que deve se dirigir ao Conselho para explicar as ações tomadas para inovação no marketing, controle do fluxo de caixa, compras, vendas bem-sucedidas, devoluções, vendas on-line, gestão de pessoas, lucros e prejuízos do trimestre. Que tal distribuirmos essas variáveis nas cadeiras da sala de jantar da sua casa? Cada cadeira seria, portanto, um item.

Estratégia para o armazenamento das informações

Depois que a informação foi processada e armazenada na memória de longo prazo, algumas estratégias podem ser utilizadas para reforçar o armazenamento e aumentar a eficiência do resgate. Um modo de fortalecê-lo é revisar a informação algumas vezes, o que pode ser feito de maneira sistemática na **prática distribuída**.

Quando você precisar saber nome e sobrenome de todos os participantes de uma reunião importante, por exemplo, prepare-se lendo antecipadamente, em voz alta e uma vez ao dia, a lista dos nomes das pessoas acompanhada por fotos, ou, então, se possível, fazendo a leitura em voz alta – ainda que de forma silenciosa – em alguns momentos ao longo da reunião. Se usar a estratégia de associação verbal para memorizar os pares de nomes e sobrenomes, revise também as associações criadas para cada par. Se usar as estratégias verbais e de imagens visuais, retome-as mentalmente e substitua-as, sempre que necessário, por outras mais vibrantes se não estiverem conduzindo ao nome.

A realização dessas práticas de forma repetida e distribuída garantirá a manutenção das informações por um longo tempo, pois leva ao que chamamos de "superaprendizagem" (*overlearning*).

Estratégias para o resgate das informações

Imagine-se tentando lembrar uma senha importante que criou recentemente para acessar uma conta on-line e, por questões de segurança, não salvou para ser preenchida de forma automática no aplicativo do banco, ou, então, imagine-se tentando lembrar a senha de um cartão de débito ou crédito que costuma usar para pagar compras de valores pequenos por aproximação e a qual, também por questões de segurança, não tem anotada no celular. Mesmo sabendo que essas senhas são cruciais e que você pode precisar delas no dia a dia, elas parecem escapar da sua memória quando mais precisa e isso pode ser frustrante, certo?

Para melhorar a retenção de informações, é importante relembrar o contexto em que você criou as senhas, ou seja, **retornar às condições de aprendizagem**. Caso tenha usado alguma técnica mnemônica – como associar as senhas a uma frase fácil de lembrar ou a uma sequência de palavras significativas –, tente recriar essa associação mentalmente. Caso não tenha usado uma técnica específica, reconstrua mentalmente o contexto no qual a codificação da informação (ou seja, das senhas) ocorreu para facilitar a recuperação da memória. Pense, por exemplo, no contexto em que a informação foi aprendida, onde estava e com quem, seu estado físico e emocional naquele momento, qual era o propósito da conta ou, então, de uso do cartão etc.

Esses pensamentos poderão levar, sem dúvida, à recuperação da informação desejada por caminhos indiretos. Contudo, como já dito, se não tivermos gravado a informação de maneira vívida e profunda, pode não funcionar. Em casos assim, uma saída possível será **refazer cada passo** mentalmente, tentando recordar todos os detalhes envolvidos nas ações relacionadas àquilo que estamos tentando resgatar; por exemplo, em que momento do dia me lembro de ter criado a senha de acesso à conta on-line ou do cartão? O que eu havia feito antes daquele momento? O que fiz depois de criar as senhas? Quando foi a primeira vez que as usei?

De maneira geral, esses processos de busca acontecem de forma inconsciente e, na maioria das vezes, a informação que precisamos está à disposição automaticamente. Só percebemos o complexo funcionamento dessa busca quando ela falha e a informação não aparece em nossa mente. Nesse momento, tentamos acessar os dados de modo consciente, por meio das associações que fizemos. Ainda assim, em muitas situações, apesar de nosso empenho, a informação não é resgatada. Quando isso acontece, o melhor é desistir da busca intensa por algum tempo. Às vezes, inexplicavelmente, a tão procurada informação surge no pensamento de forma espontânea. Na verdade, é como se a nossa mente continuasse fazendo a busca em segundo plano, de forma inconsciente. Se, depois de algum tempo, a informação ainda faltar, pesquise-a e coloque-a na memória de novo fazendo uma nova codificação – a **codificação ativa**. Use essa informação em diálogos, ou a repita em voz alta consigo mesmo, pelo menos três vezes, até o momento de dormir.

Outras estratégias eficientes para aperfeiçoar o resgate de dados são os **resgates sucessivos**, que trabalham a informação de modo análogo à prática distribuída, lembrando dela algumas vezes durante o dia para "checar" se ela foi memorizada, e a estratégia de **pensar com o alfabeto**, formando sons silábicos para tentar identificar a sílaba inicial da palavra ou do nome esquecido passando lentamente por cada letra do alfabeto.

Recomendações gerais para aumentar seu poder de memorização

- tenha um comportamento ativo, evite esperar que sua memória funcione de forma automática.
- busque rapidamente por palavras ou informações esquecidas para colocá-las na memória de novo e, uma vez que tiver recuperado o conteúdo esquecido, combine a técnica da prática distribuída com a dos resgates sucessivos para memorizá-lo.

- preste atenção nas coisas de forma intencional, observando os detalhes.
- use as estratégias de memorização (e, se possível, combine mais de uma).
- examine as estratégias de memorização e decida quais são as mais apropriadas para cada desafio da sua memória.
- torne-se mais consciente de cada estágio do processo de memorização.
- quando esquecer alguma coisa, procure identificar onde pode ter ocorrido a falha na memória: na atenção, na gravação, no armazenamento ou no resgate.
- pense nas estratégias que você já usa, avalie se têm sido eficientes e mude sempre que necessário.
- evite esperar resultados imediatos – você precisa de tempo para aprender a usar as estratégias mnemônicas de maneira eficiente.
- faça amplo uso das estratégias externas; elas aliviam a carga sobre a memória.

Memória também é aprendizado contínuo. Chegando ao fim deste capítulo, é importante destacar que, como vimos até aqui, a memorização pode ser aprimorada por meio de estratégias mnemônicas externas e internas, as quais podem (e devem!) ser praticadas de forma consciente e consistente. Seguindo as recomendações gerais que partilhamos com vistas a aumentar o poder de memorização, como a atenção ativa, a utilização de estratégias de memorização e a reflexão sobre os nossos próprios processos mnemônicos, é possível fortalecermos a capacidade de lembrar informações importantes. Integrar essas práticas em nossas rotinas significa, portanto, internalizá-las e se beneficiar gradualmente de uma memória cada vez mais confiável e ágil.

No próximo capítulo, exploraremos maneiras de transmitir esse conhecimento para crianças, promovendo um aprendizado eficaz desde cedo.

4

Aprendendo desde cedo

Todos nós temos capacidade para aprender. O aprendizado de coisas novas – sejam elas fatos, conceitos, comportamentos – é uma constante em nossas vidas, e deve ser assim sempre, afinal, nosso cérebro está equipado para isso. Como vimos no primeiro capítulo, receber estímulos cognitivos variados e em maior número na infância faz com que nossos neurônios se conectem de forma mais robusta e, consequentemente, formemos uma reserva cognitiva para a longevidade. Mas o que, afinal, podemos fazer para contribuir com o desenvolvimento da memória das crianças? É exatamente isso o que iremos abordar neste capítulo.

O que acontece no nosso cérebro quando aprendemos?[16]

Inicialmente, nossa aprendizagem depende de nossa herança genética, do funcionamento do organismo e do ambiente em que vivemos. As informações e solicitações que recebemos o tempo todo, tanto do ambiente como de nosso próprio organismo, estimulam o

---

[16] Este item aborda e recupera temas e pontos apresentados pela autora em seu livro *Cresça e Apareça*, de 2005. Sugerimos a leitura para quem tem interesse em se aprofundar no assunto.

cérebro a formar conexões continuamente. Esse exercício cerebral permite que novas experiências sejam assimiladas, aprendidas e lembradas. De um ponto de vista biológico, sabemos que esse processo acontece de modo mais intenso em algumas regiões cerebrais que, quando interagem, mantêm uma complexa coordenação entre si. Nossas sensações, percepções, pensamentos e memórias, por exemplo, são transmitidos às diferentes áreas do sistema nervoso por meio dos neurônios, que são as células nervosas que formam o cérebro. Os neurônios são alongados (se assemelham a pequenas árvores compostas por um sistema de raízes chamado de **axônios**, pelo corpo celular e pelas ramificações, que são chamadas de **dendritos**) e se comunicam uns com os outros por meio das **sinapses**, que são espaços diminutos onde há um depósito de substâncias químicas, chamadas **neurotransmissores**, responsáveis pela transmissão do impulso elétrico. Quando um neurônio recebe a corrente elétrica que vem de outros neurônios e a envia aos dendritos para que ela seja transferida aos próximos neurônios, nós aprendemos algo. Dito de forma prática, nossas impressões, pensamentos, ideias e memórias "saltam" pelo cérebro de neurônio em neurônio, formando verdadeiras trilhas de correntes elétricas.

Nosso cérebro é, portanto, um processador que funciona em série e em paralelo. Em série quando processa informações em sequência, isto é, quando uma coisa é completada antes da outra. Em paralelo quando realiza o processamento de várias informações ao mesmo tempo. Esses processamentos, serial e paralelo, são feitos por meio de dois processos principais que envolvem a **atenção**: o *bottom-up*, que diz respeito à entrada do estímulo quando se está em atenção livre, sem direcioná-la a nada especificamente, como em períodos de ócio; e o *top-down*, que diz respeito ao processamento sob uma demanda específica e é influenciado pela manutenção do foco, pelo nosso conhecimento geral e pela expectativa de aquisição de aprendizados distintos.[17] Como você pode imaginar, ambos os processos devem ser intencionalmente usados com as crianças e adultos, mas como será que podemos fazer isso?

---

[17] Alvarez, A.; Yassuda, M.S.; Bruner, A.P. Processamento auditivo central em idosos: avaliação e tratamento neurocognitivo. In: Coifman, H. *Otorrinogeriatria*. São Paulo: Payá, 2019.

Imagine a seguinte cena: você está diante de uma criança em um ambiente no qual uma música está tocando. Você pode perguntar que instrumentos ela está ouvindo, por exemplo, e ao responder algo como "piano e flauta", decodificando os sons, ela terá realizado o processo *bottom-up*, comportamento guiado pelo estímulo. Na sequência, você pode perguntar "se ela pode contar quantas vezes o som de flauta aparece" e, ao conseguir responder, ela terá realizado o processo *top-down*, resposta guiada pela natureza da tarefa.

É em processos como esses que podemos observar, de forma mais frequente e acentuada, os efeitos da atenção e da memória. E é exatamente porque o cérebro processa informações de maneiras diferentes e com múltiplas experiências que você precisa combinar e integrar formas de compreender e ensinar conteúdos e estratégias de memória para crianças envolvendo emoções, pois elas são essenciais para construir padrões de aprendizagem. Na minha perspectiva, incentivar as crianças a memorizar qualquer conteúdo que necessite de resgate rápido e automático, bem como ensinar a organização pessoal e o uso das estratégias mnemônicas externas às crianças, pode facilitar as etapas de armazenamento e resgate de todos os tipos de conteúdo posteriormente e, ainda, liberar o raciocínio para outras operações. É preciso ponderar e compreender, também, que nem todas as crianças aprendem da mesma forma, como nós, adultos, certamente também não.

As diferentes formas de aprendizagem

Todos os seres humanos têm sua maneira particular de aprender. Por isso, descobrir se uma determinada criança reage melhor a estímulos auditivos, visuais, cinestésicos ou a todos é fundamental para ajudá-la a analisar a maneira como aprende e a identificar e categorizar seu estilo preferencial de aprendizagem – algo muito importante porque pode influenciar o modo como ela se aproxima de um novo conteúdo.

Uma criança que aprende de forma predominantemente visual, por exemplo, pode se beneficiar de um aprendizado no qual o uso de cores, ilustrações, fotografias, filmes, mapas mentais e anotações é usado. Uma criança que aprende majoritariamente de forma auditiva, porém, terá melhor adaptação com a possibilidade de conversar sobre o que está aprendendo, ou por meio de gravações, leitura em voz alta, rimas, uso de música de fundo e a repetição do conteúdo aprendido em voz alta. Já quando a predominância é cinestésica, o uso de movimentos, seja fazendo círculos com o dedo no ar, estudar mudando de posição, caminhando ou realizando movimentos com braços e associar ações às explicações, será fundamental.

Para identificar qual tipo de criança você estimulará, aplique o questionário a seguir. Ao final, você já terá descoberto se é mais visual, auditivo ou cinestésico. Seja qual for seu estilo, há ótimas estratégias para tornar mais fácil o aprendizado e a memorização. Veremos isso no próximo item.

Que tipo de aprendiz você é?

Para estabelecer metas de aprendizagem realistas (objetivos de motivação e de aprendizado), é importante refletir sobre experiências anteriores e atuais. Como cada um de nós tem uma maneira particular de aprender, analisá-la ajuda a identificar e categorizar os vários estilos de aprendizagem.

O estilo de cada um de nós é muito importante, porque influencia o modo como nos aproximamos de um conteúdo novo. Este teste permitirá que você identifique o *seu* estilo e use-o a seu favor.

ETAPA I

Leia cada afirmação e faça um círculo nos números daquelas que mais se aplicam a você. Em seguida, anote esses números numa folha de papel.

1. Raramente me esqueço do rosto das pessoas.

2. Gosto de fazer coisas que movimentem meu corpo.

3. Costumo lembrar bem as vozes das pessoas.

4. Para resolver um problema ou para tomar uma decisão, falar sobre o assunto ajuda bastante.

5. Gosto de tirar fotos e mostrá-las a outras pessoas.

6. Quando tenho muitas tarefas a cumprir, eu as escrevo, organizando-as numa lista.

7. Às vezes falo comigo mesmo, "pensando" em voz alta.

8. Gosto de ouvir música.

9. Lembro-me muito bem das coisas que fiz ou falei movimentando ou fazendo sinais com as mãos.

10. Lembro-me de como sinto os objetos: a textura, se é quente ou frio, úmido ou seco etc.

11. Fico inquieto quando preciso ficar sentado muito tempo no mesmo lugar.

12. Consigo distinguir facilmente vários instrumentos musicais.

13. Gosto de procurar padrões e de descobrir formas em imagens.

14. Lembro-me mais facilmente de poemas ou letras quando acompanhadas de melodias.

15. Prefiro os filmes românticos aos de ação.

16. Aprendo muito ouvindo as pessoas discutirem um assunto.

17. Gosto de filmes com muita ação dramática e com mudanças súbitas nos acontecimentos.

18. Lembro-me melhor das coisas se puder imaginar um cenário ou um "filminho" com elas.

19. Prefiro ouvir uma boa conferência ou um discurso a ler sobre o assunto.

20. Sou bom em olhar as coisas, desmanchá-las e voltar a montá-las.

21. Aprendo melhor quando posso ler em voz alta, repetindo as partes difíceis.

22. Tenho boas ideias ou encontro a solução de problemas enquanto faço outra coisa: ando, corro, tomo banho etc.

23. Lembro-me de números de telefone mais facilmente se os repetir em voz alta várias vezes.

24. Gosto de trabalhar com ferramentas, instrumentos, utensílios.

25. Para perceber, aprender ou recordar coisas mais facilmente, preciso escrevê-las ou visualizá-las.

26. Sublinho ou realço palavras quando estudo.

27. Preciso escrever as coisas e olhar para elas mais tarde.

28. Lembro-me da disposição de palavras ou figuras que vi numa página de revista, livro ou jornal.

29. Aprendo melhor com uma pessoa ou professor que admiro e gosto.

ETAPA 2

Assinale, na tabela a seguir, os números que sejam iguais aos que você anotou na folha de papel.

ESTILO	NÚMEROS	TOTAL
VISUAL	1, 5, 6, 13, 18, 20, 25, 26, 27, 28	
AUDITIVO	3, 4, 7, 8, 12, 14, 16, 19, 21, 23	
CINESTÉSICO	2, 9, 10, 11, 15, 17, 22, 24, 29	

ETAPA 3

Conte o número de círculos em cada linha e escreva o **total** na coluna reservada para isso. O total mostra as preferências que você desenvolveu para diferentes métodos de aprendizagem.

ETAPA 4

Circule seu estilo dominante:

visual   auditivo   cinestésico

Dicas para aprender melhor

Os itens a seguir mostram quais são os tipos de atividades mais eficazes para cada estilo de aprendizagem.

Siga essa orientação para aproveitar melhor o seu estilo. Isso tornará o aprendizado muito mais eficiente e agradável.

Visual

Se você é um aprendiz com predominância visual, escolha na lista a seguir as maneiras de aprender que mais se adaptem ao seu gosto. Quando precisar memorizar conteúdos, faça uso delas.

Para aprender, vou...

- Procurar figuras sobre os temas que mais me interessam e aprender a linguagem associada a eles.
- Desenhar figuras ou pictogramas e ilustrar as coisas a compreender/lembrar.
- Sublinhar e realçar aquilo que mais quero aprender.
- Usar cores.
- Fazer cartazes.
- Ver filmes e séries de TV sobre assuntos do meu interesse.
- Desenhar mapas mentais.

- Escrever a informação essencial em folhas autoadesivas e afixá-las em locais visíveis, como espelhos, porta do quarto, geladeira etc.

Auditivo

Se você é um aprendiz com predominância auditiva, escolha na lista a seguir as maneiras de aprender que mais se adaptem ao seu gosto. Quando precisar memorizar conteúdos, faça uso delas.

Para aprender, vou...
- Ler em voz baixa.
- Ouvir "mentalmente" as palavras ecoando em minha mente.
- Gravar textos, diálogos, listas de palavras e ouvir a gravação várias vezes.
- Dizer a alguém a informação de que quero me lembrar.
- Pedir a alguém que me faça perguntas sobre o que estou aprendendo.
- Fazer perguntas a outros sobre as coisas que estou aprendendo.
- Repetir um conteúdo e recordá-lo seguindo um ritmo.

- Fazer rimas.
- Aprender ao mesmo tempo em que ouço música.
- Eliminar sons que possam me distrair enquanto estou estudando.

Cinestésico

Se você é um aprendiz cinestésico, escolha na lista a seguir as maneiras de aprender que mais se adaptem ao seu gosto. Quando precisar memorizar conteúdos, faça uso delas.

Para aprender, vou...

- "Escrever" palavras ou regras no ar, com o dedo.
- Andar enquanto estudo (ao som de uma batida ou marcando o ritmo com os dedos ou os pés).
- Ouvir e reparar como os outros usam os gestos para expressar reações: acenar, abanar a cabeça, sorrir, franzir e arquear as sobrancelhas etc. Depois, tentar fazer o mesmo.
- Mover-me frequentemente, nem que seja para fazer um café ou alongar-me num exercício rápido.
- Reorganizar o meu espaço de trabalho.
- Evitar a postura típica de leitura (tentar ler em pé e variar a posição do corpo).

- Reagir durante a leitura: apontar para palavras-chave, acenar quando estou de acordo, franzir as sobrancelhas e abanar a cabeça se discordo, sorrir, rabiscar notas na margem (caras felizes/zangadas, pontos de exclamação/interrogação etc.).
- Escrever notas em folhas autoadesivas e colá-las nos meus lugares favoritos – esculturas, quadros etc.

Agora, pensando na lista de dicas para os diferentes tipos de aprendizes, escolha uma atividade que gostaria de experimentar – de preferência de um estilo que não corresponda ao seu estilo dominante de aprendizagem.

> **Uma atividade que ainda não explorei
> e que pretendo experimentar:**
>
> _____
> _____
> _____
> _____
> _____
> _____

É importante escolher uma atividade ainda não explorada porque com isso você se dará conta de como estão:

- a autoestima (você se sente capaz de enfrentar novas dificuldades?);
- a motivação (você quer mesmo ser sucesso?); e
- a força de vontade e a persistência (você vai persistir e buscar novos caminhos para aprender?).

Lembre-se de que, para atingir seus objetivos, talvez seja necessário desenvolver um estilo que não seja o seu preferido. Para isso, você pode aprender a usar todos os seus sentidos *ao mesmo tempo*.

Se o seu objetivo for, por exemplo, dialogar com outras pessoas, apenas as estratégias visuais podem não ser suficientes. É necessário desenvolver também as estratégias auditivas.

Com o tempo e com a prática, você descobrirá com quais estratégias se sente mais à vontade e quais funcionam melhor no seu caso.

5

Aprendendo a vida inteira

"Não me lembro disso, acho que estou envelhecendo." Será que é isso mesmo? Durante a vida, passamos constantemente por perdas e aquisições de novas habilidades, conhecimentos e experiências. No entanto, na medida em que envelhecemos, pode haver um desequilíbrio nesse processo, pois o envelhecimento muitas vezes inclui perdas físicas, cognitivas e mudanças nas relações sociais e emocionais. Não à toa, na cultura ocidental, a imagem da pessoa idosa como esquecida é usada com constância em filmes, novelas e piadas etaristas. Contudo, sabemos que, com curiosidade, sabedoria, participação, novas habilidades e resiliência, podemos continuar adquirindo novas perspectivas sobre a vida, independentemente da idade.

Pessoas saudáveis e ativas com acesso a experiências culturais e sociais têm reserva cognitiva, como vimos no segundo capítulo. Quando idosas, podem até esquecer nomes próprios e palavras específicas com maior frequência do que antes, perder ou esquecer o celular e os óculos, mas poderão manter as funções de atenção e memória bastante preservadas caso apresentem boas condições de saúde, pratiquem exercícios físicos, tenham trabalho ou ocupação constante e desafiadora e tenham convívio social harmônico e prazeroso.

Neste capítulo, abordaremos algumas das alterações da memória condicionadas pela passagem do tempo, mas evidenciaremos, também, como o envelhecimento não deve ser tomado como sinônimo de esquecimento. Como temos afirmado ao longo do livro, muitos são os fatores que podem influenciar a nossa relação com a memória com o passar dos anos, incluindo enfermidades, como a demência. Em razão disso, nas páginas seguintes, destacaremos também algumas práticas que podem prevenir ou amenizar os efeitos da passagem do tempo e dessas enfermidades em nossas vidas. Antes de chegar lá, contudo, é preciso saber que tipos de mudanças podem ocorrer na medida em que os anos avançam. É exatamente por esse tema que vamos começar.

Aspectos da memória que têm poucas ou nenhuma alteração com a idade

A **memória sensorial**, isto é, das informações captadas pelos sentidos – audição, visão e olfato – é geralmente estável. Ao mesmo tempo, o envelhecimento pode contribuir com algumas alterações que podem impactar o desempenho da memória das pessoas idosas e que, no entanto, podem (e devem) ser compensadas por meio de recursos simples. No caso da audição, por exemplo, o uso de próteses auditivas é crucial para amenizar perdas auditivas significativas que frequentemente contribuem com o isolamento social de pessoas idosas ao dificultarem sua compreensão de conversas ou discursos e, assim, limitarem ou reduzirem as interações da pessoa com os ambientes – algo fundamental para estimular a memória, como já vimos. No caso da visão e do olfato, as dificuldades de locomoção e a discriminação de odores distintos, por exemplo, podem ser contornadas, respectivamente, com o uso de óculos e com tratamentos específicos recomendados por médicos após investigação aprofundada.

Para além da memória sensorial, as **memórias de curto prazo e de longo prazo** podem sofrer alterações leves em razão do envelhecimento. No caso da primeira, que é aquela responsável por reter as informações por pouco tempo, pessoas idosas podem ter dificuldade em situações cotidianas, como gravar o valor a ser pago por uma refeição em um restaurante ou mesmo encontrar o dinheiro na carteira; no caso da segunda, que mantém gravados fatos e acontecimentos antigos, os impactos podem ser bem menores sempre que a pessoa idosa for uma pessoa saudável. Em geral, pessoas mais velhas lembram-se de fatos ocorridos há muitos anos, recordando-se de histórias pessoais, do histórico da família, dos eventos políticos e sociais que acompanharam e marcaram suas vidas, bem como do **vocabulário** que adquiriram ao longo do tempo.

Aspectos da memória que podem se alterar com a idade

Se os efeitos do envelhecimento não costumam ser drásticos para a memória sensorial, de curto e de longo prazo, o mesmo não acontece com o **processamento das informações**. Na medida em que o tempo passa, tal processamento se torna mais lento, e isso provavelmente se deve a mudanças neuroquímicas no cérebro, como a perda de conexão entre neurônios e a redução da irrigação sanguínea na área cerebral. É por isso que as pessoas mais velhas costumam levar mais tempo para memorizar fatos ou, então, para lembrar informações já gravadas na mente.

Para além do processamento de informações, pesquisas recentes sugerem que, com o passar dos anos, ocorre também uma redução significativa na **memória operacional**, um tipo de memória que permite que deixemos uma informação na cabeça enquanto fazemos outra coisa ou enquanto nos focamos em um fato importante. Pessoas mais velhas, em geral, têm mais dificuldade quando realizam mentalmente operações matemáticas simples, como soma e subtração, e quando armazenam, ao mesmo tempo, o resultado dessas operações. Isso acontece também porque a **gravação das informações** na memória de longo prazo se torna mais difícil. Assim, para que uma pessoa idosa memorize, por exemplo, um texto ou aprenda uma nova língua, ela terá de trabalhar mais sobre os conteúdos do que uma pessoa jovem, isto é, terá de ler mais vezes, no caso da memorização de um texto, ou terá de frequentar mais aulas e precisar de mais oportunidades de prática no caso da aquisição de línguas.

Ademais, o **acesso às informações** já gravadas torna-se mais difícil. Desse modo, embora a pessoa idosa seja capaz de manter relativamente bem-conservada sua memória de longo prazo, é provável que leve mais tempo para se lembrar do nome do restaurante onde esteve um dia antes ou do nome do filme assistido na semana passada. Da mesma maneira, os episódios nos quais a informação desejada está "na ponta da língua", mas não sai, tornam-se mais frequentes, pois a informação gravada pode ser acessada, mas não está prontamente disponível.

Além dos desafios enfrentados com o envelhecimento da memória, como a redução na velocidade de processamento das informações e a dificuldade de acesso às informações gravadas, pessoas idosas tendem a empregar menos espontaneamente técnicas de memorização como organização, associações, imagens etc. Isso pode estar relacionado à **diminuição da velocidade** do processamento das informações, que torna mais difícil o uso de mecanismos compensatórios. Dessa forma, torna-se mais difícil, também, realizar mais de uma atividade ao mesmo tempo, já que, além de tudo, o envelhecimento aumenta também a nossa suscetibilidade às distrações.

Os desafios que nossa memória pode enfrentar com o envelhecimento nem sempre estarão relacionados apenas às mudanças neuroquímicas e cognitivas mais sutis que ocorrem em nosso cérebro ao longo do tempo. Além dessas, é preciso ter em atenção também as doenças neurodegenerativas, como o Alzheimer. Essas condições não apenas acentuam os desafios típicos do envelhecimento, mas também apresentam sintomas específicos, que podem ser preventivamente identificados, como abordaremos a seguir.

Quando me preocupar? Das falhas de memória ao Alzheimer

Algumas condições de saúde podem trazer como sintomas esquecimentos frequentes e dificuldade de adquirir novos aprendizados. Esse é, por exemplo, o caso dos idosos que têm demência, sendo a mais comum entre essa população aquela causada pela doença de Alzheimer, que atinge cerca de 3% dos indivíduos entre 65 e 74 anos.

Do ponto de vista patológico, a doença de Alzheimer é uma enfermidade neurodegenerativa caracterizada pelo acúmulo de placas amiloides extracelulares, emaranhados neurofibrilares intracelulares e neuroinflamação. A patogênese da doença está relacionada à agregação, nas placas, de proteínas tóxicas que não são eliminadas do cérebro, como as beta-amiloides, e nos emaranhados dentro das células, como a proteína tau. Acredita-se que esse acúmulo de proteínas nocivas ocorra por redução da atividade do sistema glinfático – como referimos no primeiro capítulo, uma rede de vasos que drena resíduos tóxicos e, ao mesmo tempo, facilita a distribuição de aminoácidos e neuromoduladores pelo sistema nervoso. O progresso da doença é evidenciado por déficit cognitivo e transtornos comportamentais, sendo os principais sintomas:

- dificuldade em lembrar a palavra a ser dita, trazendo dificuldades na comunicação;
- perda gradual da memória;
- desorientação de tempo e espaço;
- declínio na qualidade do desempenho nas tarefas cotidianas;
- mudanças no comportamento habitual;
- dificuldades no aprendizado de novas informações.

Atualmente, o maior objetivo das pesquisas de rastreio cognitivo é identificar preventivamente pessoas que possam correr o risco de, no futuro, desenvolver demência, particularmente associada ao Alzheimer, uma vez que grande parte das causas conhecidas estão ligadas a hábitos e condições preexistentes não tratadas, como vimos no Capítulo 1, no quadro "Fatores prejudiciais à atividade cerebral". Desse modo, com o rastreio, haverá maior possibilidade de utilizar medicamentos e treinamentos específicos antes que a doença se instale. Ainda assim, é importante sublinhar que nem todas as pessoas idosas enfrentarão, necessariamente, os diferentes tipos de demência senil. Há, por exemplo, um grupo de idosos que desafiam as expectativas sobre a relação entre memória e velhice: o grupo chamado de superidosos, sobre os quais falaremos a seguir.

Superidosos: o que podemos aprender com eles?

Cada pessoa envelhece de forma diferente, mas é fato que, ao longo da vida, há uma redução de eficiência no processo de codificação, armazenamento e resgate quando aprendemos algo novo. A queda nas habilidades cognitivas é comum com o avanço da idade, e ela pode vir também acompanhada da perda de funcionalidade e redução na qualidade de vida.[18]

Em contrapartida, há idosos na faixa dos 80 anos que revelaram ter melhor vocabulário do que jovens adultos. Esse grupo de pessoas, chamadas "superidosas", tem habilidades mentais semelhantes àquelas dos

---

[18] Kliegel, M.; Moor, C.; Rott, C. Cognitive status and development in the oldest old: a longitudinal analysis from the Heidelberg Centenarian Study. *Arch Gerontol Geriatr.*, 2004, vol. 39(2):143-56. Disponível em: https://pubmed.ncbi.nlm.nih.gov/15249151. Acesso em 4 nov. 2024.

jovens adultos e mantém as características cognitivas de um adulto cerca de 20 ou 30 anos mais jovem, especialmente no que diz respeito à memória episódica, que é adquirida mais rapidamente por essa população. Acredita-se que esses benefícios estejam relacionados ao estilo de vida dessa população, que apresenta mais satisfação com relacionamentos sociais e qualidade de sono, além de melhor saúde mental. Além disso, os superidosos talvez tenham cérebros maiores, o que reduz os efeitos da atrofia causada pelo envelhecimento, e maior preservação da área cerebral que desempenha funções importantes no direcionamento da atenção, processos decisórios e automonitoramento, bem como uma perda cognitiva mais lenta. Não por acaso, os casos de Alzheimer são menos comuns nesta população.

As pesquisas realizadas com os superidosos nos trazem, portanto, dados para refletirmos sobre o que fazer para mantermos uma ótima memória[19] na medida em que identificam padrões que chamam a nossa atenção para a importância de algumas práticas ao longo da vida e/ou na melhor idade, como o controle rígido

---

[19] Cook, A. H. et al. Rates of Cortical Atrophy in Adults 80 Years and Older With Superior vs Average Episodic Memory. *JAMA*, 2017, vol. 317, n. 13, p. 1373–1375..

de sintomas psiquiátricos e da qualidade do sono, atividades que promovem aumento da velocidade do caminhar − característica comum entre os superidosos − ou treino de velocidade dos atos motores substitutivos, como os manuais; treinamento auditivo e musical, na medida em que, além de facilitarem a percepção de sequências, pausas e duração, favorecem a atenção complexa e ativam as áreas auditivas associativas, uma vez que parte considerável da população de superidosos adquiriu conhecimentos musicais na juventude.[20]

Como a existência dos superidosos evidencia, embora o envelhecimento possa trazer desafios, ele não deve ser compreendido necessariamente como sinônimo de declínio cognitivo incontrolável. Ele exemplifica a resiliência do cérebro humano e nos dá um valioso repertório sobre os fatores que podem contribuir para uma memória robusta e uma mente ágil ao longo da vida. Ao compreendermos e adotarmos práticas que promovem a saúde mental e cognitiva, podemos aspirar a uma qualidade de vida enriquecida, independentemente da idade. Portanto, dados e *insights* provenientes das pesquisas com superidosos devem

---

[20] Ver Cook et al., 2017.

servir para nos inspirar a cultivar e preservar nossa própria memória e função cognitiva ao longo da vida, da juventude até a idade avançada.

Minimizar o declínio cognitivo

Há um certo consenso de que determinados comportamentos e estilos de vida podem minimizar o declínio cognitivo e promover o envelhecimento cognitivo bem-sucedido, como controlar risco cardiovascular, tratar síndromes metabólicas e transtornos do humor, evitar efeitos colaterais de medicamentos e interações medicamentosas, realizar atividade física regular, dedicar-se a tarefas de estimulação cognitiva e ter uma dieta saudável.[21]

Para além disso, podemos continuar aprendendo sempre, certo? Inseridos em cenários novos e vivendo experiências inusitadas, desafiamos nosso cérebro. Lembre-se de que todos adoramos uma novidade aqui

---

[21] World Health Organization (WHO). Primary health care on the road to universal health coverage: 2019 monitoring report. Disponível em: https://www.who.int/publications/i/item/9789240029040. Acesso em: 4 nov. 2024; INSTITUTE OF MEDICINE. The growing older population: A neglected topic in health policy. *The National Academies Press*, 2015.

e ali; por isso, é importante frequentar locais diversos e conviver em diferentes ambientes. Você sempre quis aprender inglês, francês, russo, latim? Decidiu correr atrás da boa forma física que sempre desejou? Quer fazer trilha com o grupo de amigos do clube ou da igreja? A hora é agora.

Ao longo deste livro, exploramos como as mudanças de tarefa ou de ambiente acabam por exigir esforço dos processos básicos da cognição, atenção, memória, memória operacional, velocidade e raciocínio, os quais são essenciais para a plasticidade neural.[22] Nesse contexto, o controle atencional assume importância ainda maior conforme envelhecemos, bem como a habilidade de manter algumas variáveis na memória operacional para acelerar tarefas de inteligência fluida e nos preparar para a execução eficiente de mais de uma tarefa ao mesmo tempo. Acredita-se, por exemplo, que, quando ativamos certos circuitos neurais, transferimos essa habilidade a outras tarefas que envolvam circuitos similares ou sobrepostos, facilitando a transição de

---

[22] Park, D.C.; Bischof, G.N. The aging mind: neuroplasticity in response to cognitive training. *Dialogues Clin Neurosci.*, 2013, vol. 15(1):109-19. doi: 10.31887/DCNS.2013.15.1/dpark. PMID: 23576894; PMCID: PMC3622463.

tarefas treinadas para tarefas de raciocínio, planejamento e decisão.[23] Dessa maneira, o treinamento dos processos cognitivos não apenas agiliza nossas respostas, mas também melhora diversas atividades mentais.[24] A boa notícia é que existem jogos e aplicativos, como o N-back, e práticas que podem ser adotadas para estimular a cognição, oferecendo oportunidades para promover a saúde do cérebro em qualquer fase da vida.

No N-back, que funciona por meio de um aplicativo, a pessoa que joga recebe estímulos sequenciais e precisa indicar um item apresentado anteriormente ao que está na tela. Como a dificuldade do treinamento aumenta e ele traz sempre novos desafios, o que ele propõe é uma tarefa de engajamento contínuo dos processos executivos. O controle da atenção e a apresentação dos estímulos demandam atenção dividida; logo, há que se desenvolver mais de uma estratégia. (Eu que o diga! Jogo todos os dias.)

---

[23] Halford, G.S.; Cowan, N.; Andrews, G. Separating cognitive capacity from knowledge: A new hypothesis. *Trends Cognit Sci*, 2007, vol. 11:236–242; KANE, M. J. et al. The generality of working memory capacity: A latent-variable approach to verbal and visuospatial memory span and reasoning. *J Exp Psychol Gen*, 2004, vol. 133:189 –217; Gray, J.R.; Chabris, C.F.; Braver, T.S. Neural mechanisms of general fluid intelligence. *Nat Neurosci.*, 2003, vol. 6, p. 316-322.

[24] Ver Park e Bischof, 2013.

6

Quatro caminhos e um segredo: a boa memória

Podemos fazer uma série de coisas para melhorar a memória. Ao mesmo tempo, não há uma medida que, isoladamente, traga resultados maravilhosos e duradouros. Há, sim, um conjunto de ajustes e mudanças de estilo de vida que podem nos levar a trilhar novos caminhos para encontrar o segredo da boa memória. Neste capítulo, abordaremos quatro deles.

Caminho 1: A atitude

Nossa atitude geralmente reflete o que pensamos sobre a vida e o modo de vivê-la. Lidar bem com os acontecimentos exige pensar sobre como resolver os desafios e obstáculos com flexibilidade, adaptando-nos a novas situações com novo tipo de equilíbrio. Nossa memória também depende da nossa personalidade e do tipo de emoção com que codificamos e armazenamos as informações. Alguns traços de personalidade influenciam muito no nosso processo de memorização, entre eles aspectos como curiosidade, otimismo, dedicação, desejo de aperfeiçoamento, flexibilidade e autoconfiança. Se você é uma pessoa naturalmente curiosa, tem vontade de progredir e é otimista, parabéns! Já tem mais de meio caminho andado.

Caminho 2: A prática verdadeira da alimentação construtora

Todos nós já ouvimos o dito popular "você é o que come". Podemos literalmente aplicá-lo à memória: sua memória é o que você come. Assim como os veículos funcionam com combustível, nosso cérebro opera informações e pensamentos à custa do que você ingere. Se quer que seu cérebro funcione bem, deve alimentá-lo bem, sabendo que o que faz nosso cérebro aprender melhor são hormônios em bom nível, vitaminas do complexo B, gorduras poli-insaturadas e insaturadas.

É importante ter em mente que toda matéria-prima que nosso corpo usa para fabricar as substâncias de que precisa provém da dieta. Quando escolhemos o que comer, nossos dois cérebros entram em ação: o da cabeça e o do intestino.[25] Um se comunica com o outro por meio de mensageiros, os neuropeptídeos, na fase da digestão. Embora sejamos diferentes em estatura, peso e idade, todos necessitamos dos mesmos nutrientes para ter energia.

---

[25] Póvoa, H. *O cérebro desconhecido*. São Paulo: Objetiva, 2002.

Os habitantes longevos das chamadas *blue zones* dão o tom na alimentação: **nada** de alimentos superprocessados, excesso de farináceos e compostos lácteos em grande quantidade. **Muito** de verduras, legumes e carnes magras.

Caminho 3: A respiração e o descanso

Todos esses cuidados devem ser essencialmente acompanhados por descanso – fundamental para o cérebro. O cérebro precisa de lazer, relaxamento, oxigênio e sono reparador. Respirar (já vimos que ajuda na limpeza do cérebro, lembra?) e descansar fazem parte de uma rotina diária para manter a mente ativa, assim como leitura frequente e regular, jogos com e sem palavras, charadas e o uso de estratégias internas e externas, em especial quando acompanhados de exercícios direcionados para a potencialização da memória.

Todos os processos envolvidos no trabalho com a memória devem ser *intencionais*. Planos de aprimoramento pessoal demandam mudanças e aplicação de esforço consciente.

Caminho 4: A eterna aprendizagem

Viver a vida com a mentalidade de quem está sempre disponível para aprender é entender que a aprendizagem contínua é uma jornada na qual só se tem a ganhar: autoconfiança, produtividade, boa memória, autonomia. Tudo aquilo de que precisamos para tomar decisões e iniciativas.

Quando nos sentimos bem com quem somos e com quem podemos nos tornar, reconhecemos que todas as nossas experiências e conhecimentos têm importância, e assim mantemos a curiosidade, a vontade de aprender e a de assumir – e superar – novos desafios.

A ideia de que somos seres em desenvolvimento deve se enraizar em nossas mentes, assim como a de que somos seres sociais.

A busca por propósito é inerente ao cérebro humano, e ter a certeza de que se pode contar consigo mesmo para enfrentar qualquer circunstância é a melhor sensação que se pode ter – uma das melhores da existência, talvez **a melhor**.

Dicas para o sucesso do treinamento

- Lembre-se de que o objetivo principal é treinar os processos de memória. A meta não é obter 100% de acerto.

- Estabeleça atividades curtas e variadas para cada sessão de treinamento. Inicie o trabalho, por exemplo, com o desenvolvimento de habilidades de associação visual, como ligar figuras a formas geométricas (um chapéu de palhaço a um triângulo, uma bolsa a um retângulo e assim por diante). Em seguida, associe uma palavra diferente a cada componente desse bloco. Permanecer numa só atividade (como a memória de palavras) pode ser desestimulante e monótono.

- Comece de novo e tente lembrar-se de tudo, desde o início.

7

Exercícios para melhorar a memória

Os exercícios que virão a seguir estão divididos em três partes:

1. fortalecendo a atenção;
2. armazenando informações de modo organizado;
3. resgatando dados com eficácia.

Antes de iniciá-los, deixe à mão:

- ☐ lápis, lapiseira ou caneta.
- ☐ três lápis ou três canetas de cores diferentes.
- ☐ folhas de papel sulfite ou um caderno.
- ☐ um saco de papel ou envelope.
- ☐ moedas de 25 e de 50 centavos e moedas de 1 real.[1]
- ☐ régua de 15 centímetros.
- ☐ cronômetro (pode ser o do celular) ou relógio com marcação de segundos.

---

[1] Se você não tiver à mão essas moedas, pode adaptar os exercícios com as que tiver em casa.

Parte I. Fortalecendo a atenção

Não há treinamento de memória sem treinamento de atenção. E o melhor meio para trabalhar esta etapa consiste na prática da atenção concentrada e da imaginação.

A. Formando imagens visuais, auditivas e táteis

Exercício 1

- Observe detalhadamente uma moeda de 25 centavos e uma de 1 real.
- Estude suas semelhanças e suas diferenças.
- Após um minuto, cubra-as com um papel e imagine que você as está vendo como se as tivesse fotografado com os olhos da mente.
- Tente desenhá-las (dos dois lados) com o maior número possível de detalhes.
- Compare os desenhos com as moedas que serviram de modelo.
- Anote os acertos.

Exercício 2

- Novamente sem ver as moedas ou seus desenhos, pegue outro papel e faça uma lista das semelhanças e das diferenças entre as moedas.
- Compare com as moedas-modelo e anote seus acertos.

Exercício 3

- Coloque as três moedas em um saco de papel, misture-as e, pelo tato, escolha a moeda de 50 centavos.
- Passe os dedos sobre ela e imagine que você está "vendo" a diferença entre essa moeda e a de 1 real.
- Quando terminar de "sentir" as diferenças, diga-as em voz alta.
- Anote seus acertos.

Exercício 4

- Observe os pares de palavras a seguir.
- Identifique quais são diferentes e quais são iguais.

a)	lntecivebha	lntecivcbha
b)	uollrioydcu	uoqlrioydcu
c)	qqbevpidfmk	qqbevpidfmk
d)	usjcipicovb	usjcipicovb
e)	qybyqywoprx	gybyqywoprx
f)	wpbxnzkdkui	wpbxnzkdkui
g)	redhlmnqnie	redhlmiqnie
h)	tsunugebeeg	tsunugebeeg
i)	lhbkhywxnxk	lhbkhywxnxk
j)	elvrinffvib	elvrinffvix

Exercício 5

- Leia silenciosamente cada par de sequências de palavras.
- Observe as semelhanças e, se quiser, anote-as.

missa — perto — lama — crença — caldo
missa — preto — lima — criança — calda

borrão — pia — porto — atriz — ronda – leve
borrão — pia — porto — triz — renda — leve

barra — pai — torto — queda — renda — devo
barra — pai — torto — queda — renda — devo

missa — boi — pares — quieta — rindo — teve — muito
massa — boi — pares — queda — renda — leve — muito

lenço — quero — renda — leve — porto — preto — lenda
lenço — quero — ronda — leve — porco — perto — lenda

- Agora responda:
  - quantas sequências são iguais?
  - quantas vezes apareceu a palavra "ronda"?
  - e a palavra "teve"?

Exercício 6

- Entre cada série de letras maiúsculas há uma letra minúscula.
- Pinte as minúsculas com lápis colorido ou simplesmente separe-as em pensamento, usando a atenção.
- Agrupe-as e veja que formam palavras.
- Leia em voz alta as palavras formadas.
- Depois, repita-as.

BCDaZXVUeLMNcOPQoTUVnABCoPQRSmGHIiAB-
CDTORSTaWXYZéCDEFmSTUoDEFGvGHIJiDEFdAB-
CDaFGHIpPQRSoEFGrRSTUiCDEFnMNOPcTUVeTU-
VnWXYZtWXYZiWXYZvQRSToGFTYs.

XZSAQpMNHIêEDCVrQWEDCDERaVFERbXSWEaQWERn-
TYUIaVFTYnMNBVaBFTUaQWEDmASDFeQWERiSDCVxER-
TYUaPLMKcESCFRaTGBHqRTUIOuVCXZiASDEuQWERv-
NHYUaKJHGpVFRDaNHUTMNBVpMHNUIXQWERTaAS-
DFiTGBHaLMNHTmQAZXeVFRTIERTUOaBGTRERTnQWE-
cKJHGTIPOIUYiTVBHaJUHgASDFoNHTGBiQWERTaCFTU-
JBbERTaASDRTUGF.

QWERTsUJHTóBGTUJIXDErASDFGáCVFRTdTYUiMKLOo-
POIUeRFVCsQWDCtREDSrQWERaASDFdRFVGTaWSXCt-
NHYGoNHUJmNHYTbQWERoMJIUmRFVBGeTRGFBVmIU-
JHóTGBNMTrEDCVFiWSXCaMNBGTpQSCDaQEr.

- Agora, imagine que você as ouve com o "ouvido da mente", como um eco.
- Repita-as em silêncio e, em seguida, anote-as.

Parte II. Armazenando informações de modo organizado

Há muitas estratégias que otimizam o armazenamento, mas as mais usadas e que melhor se adaptam a um grande número de pessoas são as de visualização e de associação.

Vamos trabalhar com elas a partir de agora.

A. Categorizando e memorizando itens

Exercício 7

- Separe as palavras do quadro a seguir em quatro categorias.
- Memorize-as. Quando estiver pronto, reescreva as 16 palavras, categorizando-as.

RATO	AMARELO	CADEIRA	LEÃO
SOFÁ	BALEIA	PAPEL	VERMELHO
PRETO	CANETA	CACHORRO	ARMÁRIO
LÁPIS	ESCRIVANINHA	BRANCO	BORRACHA

Exercício 8

- Separe as palavras do quadro a seguir em quatro categorias.
- Memorize-as. Quando estiver pronto, reescreva as 16 palavras, categorizando-as.

LEITE	FEIJÃO	CALÇA	OLHOS
CAMISA	BOCA	CAFÉ	CERVEJA
BATATA	MEIA	ORELHAS	BIFE
NARIZ	ÁGUA	ARROZ	CINTO

Exercício 9

- Separe as palavras do quadro a seguir em quatro categorias.
- Memorize-as. Quando estiver pronto, reescreva as 16 palavras, categorizando-as.

FOTOGRAFIA	FUTEBOL	SELO	TRIPÉ
VÔLEI	MÁQUINA	MOTO	GOLFE
PAPEL	CAMINHÃO	FILME	ÔNIBUS
CARRO	ENVELOPE	BASQUETE	CANETA

Exercício 10

- Observe com atenção este conjunto de figuras.
- Agora, feche os olhos e visualize-as.

- Em seguida, fale seus nomes e imagine que você ouve o eco da própria voz.

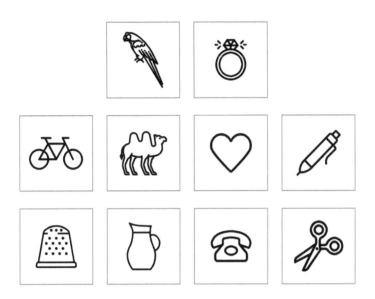

- Você pode não se ter dado conta, mas as figuras estão organizadas em ordem alfabética: duas com A, uma com B, três com C e assim por diante. Feche os olhos e repita-as agora. Observe que colocar listas de palavras ou de tarefas em ordem alfabética também pode ajudar!
- Anote quantas você acertou.

B. Associação de ideias

Esta técnica é ótima. Basta criar ideias que, quando juntas, se articulem bem. Use-as em conjunto com a visualização (imagens mentais) nos exercícios a seguir.

Exercício 11

- Estude duas sequências de palavras a cada vez.
- Cubra-as com a régua.
- Imagine um cenário onde apareçam todas as palavras estudadas.
- Dê um título a este cenário.

Modelo	
Palavras:	lâmpada — mesa — cadeira armário — sofá — sala
Cenário:	Na sala, a lâmpada está sobre a mesa e há uma cadeira entre o sofá e o armário.
Título:	"A sala de jantar da casa da avó"

a) cachorro — bezerro — sapo
   Cenário:
   Título:

b) poltrona — luminária — sofá
Cenário:
Título:

c) garfo — colher — prato
Cenário:
Título:

d) trave — bola — campo
Cenário:
Título:

e) papel — selo — envelope
Cenário:
Título:

f) mala — carro — aeroporto
Cenário:
Título:

g) camiseta — bermuda — sandália
Cenário:
Título:

h) laranja — caqui — morango
Cenário:
Título:

i) baralho — damas — dominó
Cenário:
Título:

j) manteiga — cereal — leite — pão
Cenário:
Título:

k) peixe — pássaro — gato — rato
Cenário:
Título:

l) fogão — forno — pia — prato
Cenário:
Título:

m) tomate — cebola — alface — ovo
Cenário:
Título:

n) sapato — camisa — meia — gravata
Cenário:
Título:

o) rosa — margarida — violeta — camélia
Cenário:
Título:

p) basquete — futebol — tênis — vôlei
Cenário:
Título:

Exercício 12

- Leia em voz alta cada sequência de palavras.
- Imagine que você as ouve como um "eco mental".
- Em seguida responda quais são as palavras que combinam entre si.

Modelo

Palavras: boca — pão — baleia — nariz

Resposta: boca; nariz (estão associadas porque ambas são partes do corpo humano)

---

a) travesseiro — cama — fogueira — jardim

b) laranja — planta — luz — pera

c) satélite — foguete — granito — relógio

d) colher — telefone — lápis — guardanapo

e) alfinete — creme — agulha — palito

f) sopa — macarrão — capacete — caneta

g) concha — praia — mão — balde — natal

h) xadrez — baralho — esmalte — cola — oito

i) cravo — escola — caderno — cheque — tapete

j) salgado — apagado — linha — doce — carga

k) tigre — zoológico — janela — cadeira — botão

l) tênis — palmeira — violeta — meias — ar

m) berrar — pomada — polir — tanque — gritar

n) tesoura — pipa — abajur — vareta — barbante

o) nariz — missa — dinheiro — moeda — boi

p) mamão — pia — teclado — limão — uva

Exercício 13

- Leia o conjunto de palavras:

caminhão — bicicleta — helicóptero — avião — navio — ônibus — foguete — barco — motocicleta

- Cubra-as com a régua.
- Repita-as.
- Anote quantas você conseguiu repetir.
- Agora organize-as segundo o critério a seguir:

Veículos aéreos	Veículos marítimos	Veículos terrestres

- Imagine um cenário onde todos os objetos representados por essas palavras apareçam.
- Repita-as.
- Anote quantas você acertou.

Ficou mais fácil memorizar armazenando as informações segundo um critério de organização? Então, você já sabe que:

> **Memorizar também é formar referências.**

Parte III. Resgatando dados com eficácia

Agora que você já praticou prestar atenção e armazenar as informações de forma organizada, está pronto para resgatar tudo aquilo que colocou na cabeça.

Exercício 14

- Em cada linha há um conjunto de letras que, quando colocadas em determinada ordem, formam palavras.

- Marque um minuto e forme o maior número possível de palavras.
- Relembre-as e anote-as.
- Repita o exercício no dia seguinte e marque quantas palavras a mais você formou.

P	R	A	O	L	T	E				
A	A	B	L	O	N	Ç	É			
I	U	R	O	L	S	P	A			
F	O	A	B	S	I	L	R			
R	E	A	I	O	T	Z	P	R		
A	E	V	I	A	U	O	Ã	P		
C	A	L	S	O	H	V	V	I	R	A	M
P	R	S	T	I	A	C	O	N	A	Ç	S

Exercício 15

- Fale em voz alta, durante um minuto, o que você consegue comprar com 20 reais e com 50 reais.
- Em seguida fale, em um minuto, o que você consegue comprar com o valor das duas cédulas.
- Procure se lembrar de tudo o que falou e escreva no caderno ou no papel.

A. Resgate de palavras — ordem inversa

Exercício 16

- Leia as sequências de três palavras.
- Repita-as na ordem inversa.

violino	bateria	piano
feijão	arroz	farinha
flor	folha	caule
pato	marreco	cisne
vinagre	azeite	óleo
computador	monitor	teclado
mês	ano	dia
verão	outono	inverno
água	gelo	vapor
círculo	bola	circunferência
livro	revista	jornal
celular	telefone	orelhão
mosquito	abelha	vespa
quadro	poster	mural
sol	lua	estrela

Exercício 17

- Leia as sequências de quatro palavras.
- Repita-as na ordem inversa.

avião	trem	carro	ônibus
rua	avenida	alameda	rodovia
loira	morena	ruiva	grisalha
queimar	carbonizar	tostar	chamuscar
ouro	bronze	prata	latão
água	chá	café	leite
preto	branco	azul	cinza
prêmio	recompensa	troféu	medalha
martelo	prego	parafuso	porca
repolho	espinafre	alface	rúcula
pomba	andorinha	águia	bem-te-vi
sabonete	toalha	chuveiro	esponja
quadro	mural	painel	tela
música	disco	fita	cantor
porta	maçaneta	rodapé	fechadura

B. Resgate com formação de sentenças

Exercício 18

- Leia as palavras a seguir.
- Cubra-as com a régua e organize-as de modo que formem uma frase.

Sol, o, nascendo, está.

televisão, agora, desligue, a.

caderno, pegue, novo, um.

falhando, caneta, está, a.

noite, tão, a, estrelada, está.

está, praia, a, vazia.

o, novamente, computador, quebrou.

amanhã, visitar, museu, o, vamos.

cabelo, meu, cortei, curto, muito.

janela, o, quebrou, da, vidro.

casa, chaves, perdi, as, de.

almoço, ele, no, muito, comeu.

mar, muito, está, o, sujo.

livro, prateleira, o, da, caiu.

rasgou, ele, dela, foto, a.

C. Resgate com seriação de palavras

Exercício 19

- Leia as sequências e coloque-as na ordem em que elas ocorrem.

jovem, adulto, criança.

borboleta, larva, casulo.

passar, lavar, usar.

assistir, desligar, ligar.

26, 21, 23.

nono, primeiro, quarto.

maio, março, abril.

verão, inverno, outono.

lavar, secar, pendurar.

acordar, dormir, sonhar.

Páscoa, Natal, Carnaval.

regar, colher, plantar.

adolescente, bebê, criança.

cozinhar, comprar, comer.

ensinar, aprender, estudar.

D. Resgate após organização por ordem alfabética

Exercício 20

- Leia as sequências de palavras, coloque-as em ordem alfabética mentalmente e repita-as em voz alta.

moeda, barco, azul.

loja, nuvem, casa.

uva, vida, xaxim.

ilha, laranja, papel.

mesa, pato, nata.

quente, ontem, rato.

dentista, elefante, dor.

chinês, chuva, xis.

limão, lavanda, legal.

calça, coração, cereja.

puma, plástico, pijama.

rei, rumo, ruminante.

lhama, lição, linhaça.

clima, chá, creme.

grave, gravata, grávida.

E. Resgate após imaginação visual de tamanho

Exercício 21

- Leia as sequências de palavras e diga qual é o menor item de cada grupo.

alfinete, carretel, dedal.

rato, coelho, leão.

prato, pires, xícara.

sabonete, quadro, microfone.

celular, telefone de mesa, orelhão.

livro, lista telefônica, revista.

panela, colher, parafuso.

bicicleta, moto, triciclo.

brinco, relógio, pulseira.

lápis, régua, borracha.

limão, laranja, pêssego.

secador, escova, pente.

carro, ônibus, caminhão.

martelo, chave de fenda, alicate.

melancia, melão, mamão.

F. Resgate de figuras após confronto visual

Exercício 22

- Olhe as quatro figuras e memorize-as.
- Quando estiver preparado, vire a página e escreva ou nomeie as figuras observadas.

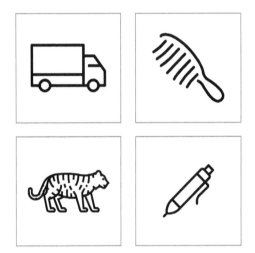

Exercício 23

- Olhe as cinco figuras e memorize-as.
- Quando estiver preparado, vire a página e escreva ou nomeie as figuras observadas.

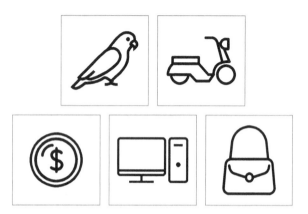

Exercício 24

- Olhe as seis figuras e memorize-as.
- Quando estiver preparado, vire a página e escreva ou nomeie as figuras observadas.

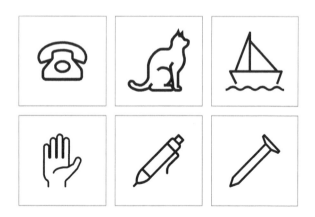

Exercício 25

- Olhe as sete figuras e memorize-as.
- Quando estiver preparado, vire a página e escreva ou nomeie as figuras observadas.

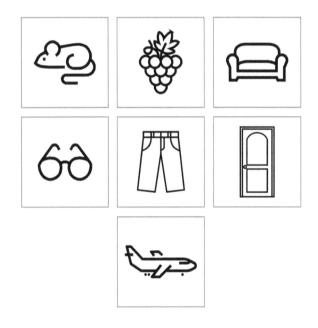

G. Resgate após associações visuais

Exercício 26

- Observe os pares de figuras.
- Crie uma associação entre uma figura e seu par correspondente e memorize-a.
- Quando estiver preparado, vire a página e complete os desenhos.

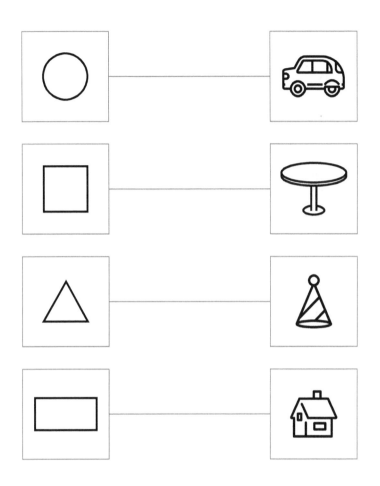

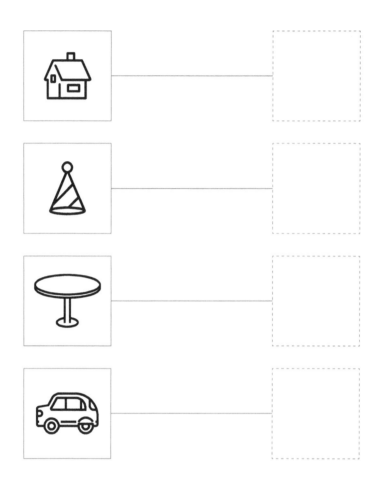

Exercício 27

- Observe os pares de figuras.
- Crie uma associação entre uma figura e seu par correspondente e memorize-a.
- Quando estiver preparado, vire a página e complete os desenhos.

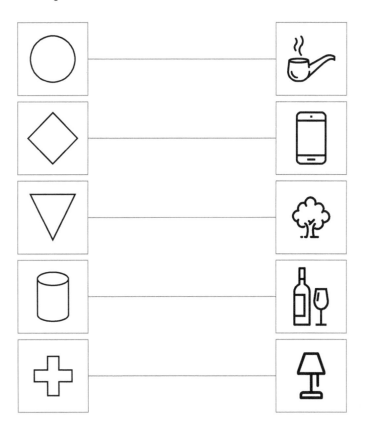

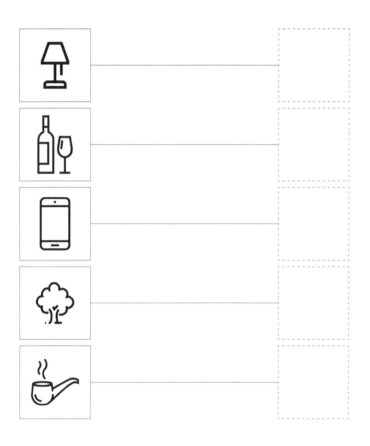

H. Resgate após associações de palavras

Exercício 28

- Estabeleça associações para os pares de palavras a seguir.
- Utilize o título de cada lista como pista de codificação intencional dos grupos de palavras.
- Comece o treino com alguns pares e vá aumentando a dificuldade até que a lista toda tenha sido aprendida.
- Tente voltar a este exercício depois de algum tempo e verifique quanto foi retido das informações memorizadas.

Exemplo do treino

Quando digo ponteiro, penso em relógio.

Penso em relógio e digo ponteiro.

PARTE/TODO	TODO/PARTE
ponteiro — relógio	céu — estrela
zíper — calça	computador — teclado
fechadura — porta	braço — mão

Exercícios para melhorar a memória   175

dedo — mão

página — livro

notícia — jornal

guidão — bicicleta

teclas — piano

buzina — carro

olho — rosto

carro — marcha

rosto — boca

alfabeto — letra

mar — ondas

moto — roda

floresta — árvore

livraria — livro

CATEGORIA

transporte — avião

moradia — casa

lazer — parque

alimento — arroz

ferramenta — alicate

animal — coelho

flor — margarida

vestuário — calça

profissão — engenheiro

higiene — sabonete

ITENS PAREADOS

xícara — pires

calça — camisa

meia — sapato

bombom — chocolate

rádio — música

cinema — filme

quadro — pintura

cadeira — mesa

feijão — arroz

café — leite

Exercício 29

- Estabeleça associações para os pares de palavras a seguir.
- Utilize o título de cada lista como pista de codificação intencional dos grupos de palavras.
- Comece o treino com alguns pares e vá aumentando a dificuldade até que a lista toda tenha sido aprendida.
- Tente voltar a este exercício depois de algum tempo e verifique quanto foi retido das informações memorizadas.

Exemplo do treino

Quando eu digo armário, eu penso em roupa.

CASA	HABITAT
armário — roupa	peixe — rio
gaveta — meias	malabarista — circo
geladeira — comida	planta — jardim
garagem — carros	baleia — oceano
parede — quadros	elefante — selva
escrivaninha — documentos	árvore — floresta

---

cofre — joias	atriz — teatro
jardim — flores	médico — hospital
quarto — cama	juiz — tribunal
banheiro — chuveiro	pedreiro — construção

OCUPAÇÃO	**MATÉRIA-PRIMA**
pintor — tela	revista — papel
motorista — carro	porta — madeira
estudante — colégio	camisa – algodão
massagista — creme	lata — alumínio
jardineiro — jardim	pneu — borracha
cabeleireiro — tesoura	caixa — papelão
bancário — dinheiro	joia — ouro
fotógrafo — câmera	fogueira — lenha
dentista — broca	gelo — água
cozinheiro — fogão	janela — vidro

Exercício 30

- Estabeleça associações para os pares de palavras a seguir.
- Utilize o título de cada lista como pista de codificação intencional dos grupos de palavras.

- Comece o treino com alguns pares e vá aumentando a dificuldade até que a lista toda tenha sido aprendida.
- Tente voltar a este exercício depois de algum tempo e verifique quanto foi retido das informações memorizadas.

Exemplo do treino

Quando penso em amarelo, imagino o Sol.

Quando penso em áspero, imagino uma lixa.

CORES

amarelo — Sol

branco — neve

marrom — folha

verde — grama

vermelho - maçã

rosa — flor

azul — céu

cinza — nuvem

preto — carvão

laranja — cenoura

CARACTERÍSTICAS

áspero — lixa

alto — torre

gelado — gelo

azedo — limão

doce — açúcar

frio — inverno

pesado — elefante

transparente — água

macio — algodão

curto — grama

AÇÃO/OBJETO	OBJETO/AÇÃO
medir — régua	faca — cortar
escrever — livro	mesa — apoiar
ler — jornal	chave — trancar
lavar — louça	água — beber
plantar — flores	janela — fechar
colher — verduras	bicicleta — andar
digitar — texto	jornal — ler
limpar — janela	comida — comer
dançar — música	telefone — falar
gastar — dinheiro	cama — dormir

I. Reconhecimento de rostos com resgate dos dados de identificação

Exercício 31

- Olhe estas faces com atenção.
- Examine cada uma e associe o rosto ao nome e ao número de telefone escrito ao lado do desenho.
- Memorize-os, repetindo para si mesmo, durante algum tempo.

- Quando se sentir preparado, vire a página e escreva o nome e o telefone correspondente a cada pessoa.

> **Lembre-se do conteúdo do item *Os brancos diários*, no Capítulo 1 e coloque-os em prática agora!**

Rosto 1
Rita
Seu telefone é 4567-8910

Rosto 2
João
Seu telefone é 6669-4334

Rosto 3
Isabela
Seu telefone é 5151-1515

Rosto 4
Elena
Seu telefone é 9881-8889

Rosto 5
Saulo
Seu telefone é 4616-6116

Rosto 1

nome

telefone

Rosto 2

nome

telefone

Rosto 3

nome

telefone

Rosto 4

nome

telefone

Rosto 5

nome

telefone

Exercício 32

- Olhe estes rostos com atenção. Repare que cada um está associado a uma profissão.
- Examine cada face e associe-a ao nome escrito ao lado dela. Memorize-os, repetindo para si mesmo durante algum tempo. Repita este procedimento mais uma vez.
- Feche os olhos e tente se lembrar de cada face e de cada nome.
- Quando se sentir preparado, vire a página e escreva o nome e a profissão correspondentes a cada pessoa.

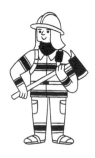

Rosto 1
Escobar Santos

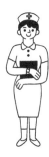

Rosto 2
Renata Soares

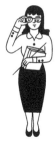

Rosto 3
Leonor Matos

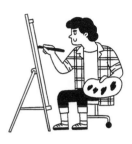

Rosto 4
Sérgio Correia

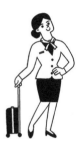

Rosto 5
Elisângela Muniz

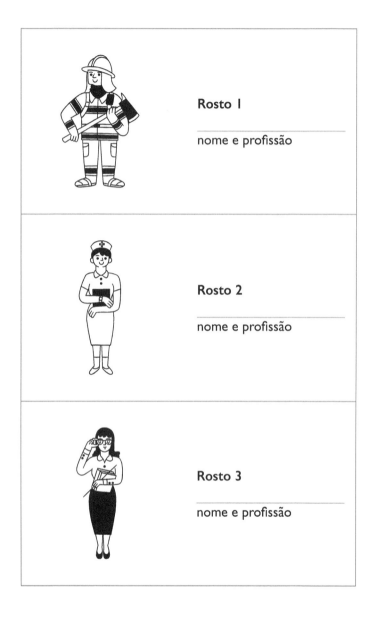

Rosto 1

nome e profissão

Rosto 2

nome e profissão

Rosto 3

nome e profissão

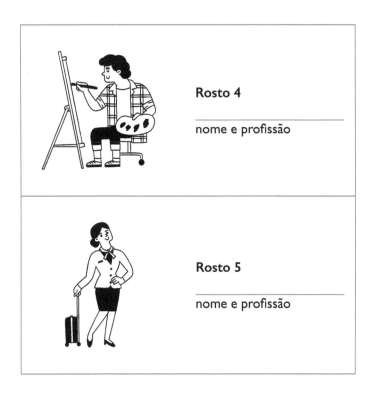

J. Resgate com reprodução de figuras

Exercício 33

- Olhe bem as figuras a seguir.
- Guarde-as na cabeça.
- Agora, cubra a página e desenhe:
    - a figura composta por três traços;

- a figura composta por três figuras de quatro lados; e
- a figura que parece ter um X.

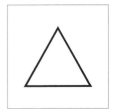 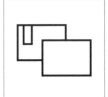 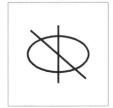

Referências

ALVAREZ, A. *Cresça e apareça*. Rio de Janeiro: Record, 2005.

ALVAREZ, A.; YASSUDA, M.S.; BRUNER, A.P. Processamento auditivo central em idosos: avaliação e tratamento neurocognitivo. In: COIFMAN, H. *Otorrinogeriatria*. São Paulo: Payá, 2019.

COOK, A. H. et al. Rates of cortical atrophy in adults 80 years and older with superior vs average episodic memory. *JAMA*, 2017, vol. 317, n. 13, p. 1373–1375.

ELLUL, M. A.; BENJAMIN, L.; SINGH, B.; LANT, S.; MICHAEL, B. D.; EASTON, A.; SOLOMON, T. Neurological associations of COVID-19. *The Lancet Neurology*, 2020, vol. 19(9), 767-783.

GRAY, J. R.; CHABRIS, C. F.; BRAVER, T. S. Neural mechanisms of general fluid intelligence. *Nat Neurosci.*, 2003, vol. 6, p. 316-322.

HALFORD, G. S.; COWAN, N.; ANDREWS, G. Separating cognitive capacity from knowledge: A new hypothesis. *Trends Cognit Sci*, 2007, vol. 11:236–242.

HELMS, J.; KREMER, S.; MERDJI, H.; CLERE-JEHL, R.; SCHENCK, M.; KUMMERLEN, C. et al. Neurologic features in severe SARS-CoV-2 infection. *New England Journal of Medicine*, 2020, vol. 382(23), 2268-2270.

HUBERMAN LAB. Leverage dopamine to overcome procrastination & optimize effort. *Huberman Lab*, mar. 2023. Disponível em: https://www.hubermanlab.com/episode/leverage-dopamine-to-overcome-procrastination-and-optimize-effort. Acesso em: 18 mar. 2024.

HUBERMAN LAB. Tools to manage dopamine and improve motivation & drive. *Huberman Lab*, out. 2022. Disponível em: https://www.hubermanlab.com/newsletter/tools-to-manage-dopamine-and-improve-motivation-and-drive. Acesso em: 18 mar. 2024.

INCE, P. G. Pathological correlates of late-onset dementia in a multicenter community-based population in England and Wales. *Lancet*, 2001, vol. 357, pp. 169–175.

INSTITUTE OF MEDICINE. The growing older population: A neglected topic in health policy. *The National Academies Press*, 2015.

JONASSEN, D. H. Toward a design theory of problem solving. *Educational Technology Research and Development*, 2000, vol. 48(4), 63-85.

KANE, M. J. et al. The generality of working memory capacity: A latent-variable approach to verbal and visuospatial memory span and reasoning. *J Exp Psychol Gen*, 2004, vol. 133:189 –217.

KIEWRA, K. A. A review of notetaking: The encoding-storage paradigm and beyond. *Educational Psychology Review*, 1989, vol. 1(2), 147-172.

KLIEGEL, M.; MOOR, C.; ROTT, C. Cognitive status and development in the oldest old: a longitudinal analysis from the Heidelberg Centenarian Study. *Arch Gerontol Geriatr.*, 2004, vol.

39(2):143-56. Disponível em: https://pubmed.ncbi.nlm.nih.gov/15249151. Acesso em 4 nov. 2024.

KONORSKI, J. *Conditioned reflexes and neuron organization*. New York: Cambridge University Press, 1948.

KRIVANEK, T. J. et al. Promoting successful cognitive aging: a ten-year update. *Journal of Alzheimer's Disease*, 2021, vol. 81, n. 3, p. 871-920.

MERZENICH, M. M.; VAN VLEET, T. M.; NAHUM, M. Brain plasticity-based therapeutics. *Frontiers in Human Neuroscience*, 2013, vol. 7, 1-16.

MIN, J. et al. modulating heart rate oscillating affects plasma amyloid beta and tau levels in younger and older adults. *Scientific reports*, 2023, vol. 13(3967).

MUELLER, P. A.; OPPENHEIMER, D. M. The pen is mightier than the keyboard: Advantages of longhand over laptop note taking. *Psychological Science*, 2014, vol. 25(6), 1159-1168.

NALBANDIAN, A., SEHGAL, K., GUPTA, A., MADHAVAN, M. V., MCGRODER, C., STEVENS, J. S.; WAN, E. Y. Post-acute COVID-19 syndrome. *Nature Medicine*, 2021, vol. 27(4), 601-615.

PARK, D. C.; BISCHOF, G. N. The aging mind: neuroplasticity in response to cognitive training. *Dialogues Clin Neurosci.*, 2013, vol. 15(1):109-19. doi: 10.31887/DCNS.2013.15.1/dpark. PMID: 23576894; PMCID: PMC3622463.

PASCUAL-LEONE, A.; AMEDI, A.; FREGNI, F.; MERABET, L. B. The plastic human brain cortex. *Annual Review of Neuroscience*, 2005, vol. 28, 377-401.

PÓVOA, H. *O cérebro desconhecido*. São Paulo: Objetiva, 2002.

REED, B. R. et al. Measuring cognitive reserve based on the decomposition of episodic memory variance. *Brain*, 2010, vol. 133, pp. 2196-2209.

ROEDIGER, H. L.; KARPICKE, J. D. Test-enhanced learning: Taking memory tests improves long-term retention. *Psychological Science*, 2006, vol. 17(3), 249-25.

Santo Agostinho de Hipona. *Confissões*. Edição Bilíngue Português-Latim. Montecristo Editora, 2020.

STERN, Y. Cognitive reserve. *Neuropsychologia*, 2009, vol. 47, pp. 2015-2028.

SWELLER, J. Cognitive load during problem solving: Effects on learning. *Cognitive Science*, 1988, vol. 12(2), 257-285.

TROYER, E. A.; KOHN, J. N.; HONG, S. Are we facing a crashing wave of neuropsychiatric sequelae of COVID-19? Neuropsychiatric symptoms and potential immunologic mechanisms. *Brain, Behavior, and Immunity*, 2020, vol. 87.

WALKER, K. A.; SOARES, J. C. Systemic inflammation as a predictor of brain aging: Contributions of physical activity, metabolic risk, and genetic risk. *Neurobiology of Aging*, 2018, vol. 73, 220-230.

WORLD HEALTH ORGANIZATION (WHO). Primary health care on the road to universal health coverage: 2019 monitoring report. Disponível em: https://www.who.int/publications/i/item/9789240029040. Acesso em: 4 nov. 2024.

YASSUDA, M. S. "Memory beliefs and memory training: the effects of an educational interview", 1999.